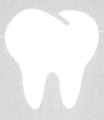

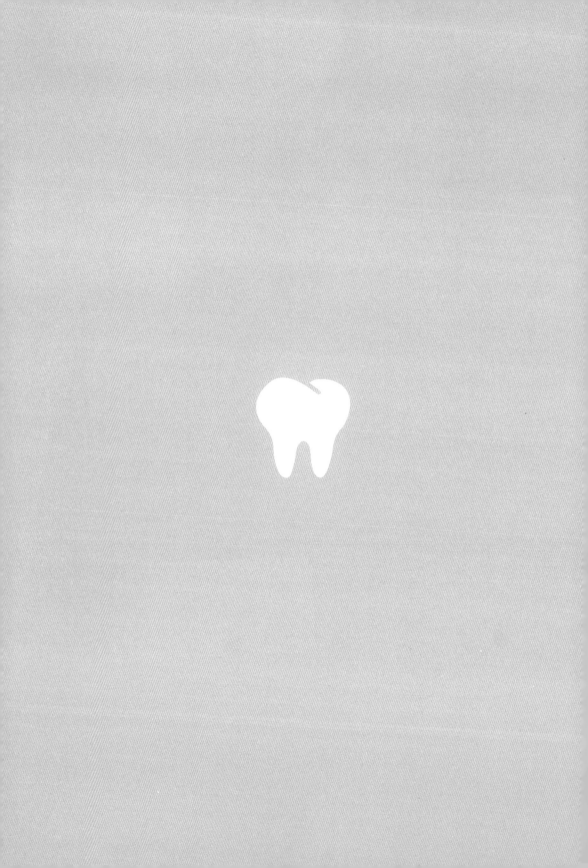

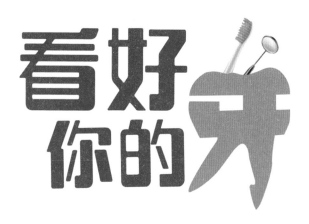

看好你的牙

微笑美齿艺术家

潘韫珊 著

吉林科学技术出版社

图书在版编目（CIP）数据

看好你的牙 / 潘韫珊著 . — 长春：吉林科学技术
出版社，2019.11
ISBN 978-7-5578-6373-9

Ⅰ . ①看… Ⅱ . ①潘… Ⅲ . ①口腔－保健 Ⅳ .
① R780.1

中国版本图书馆 CIP 数据核字（2019）第 247040 号

看好你的牙

Kan Hao Nide Ya

著　　者　潘韫珊
出 版 人　李　梁
选题策划　多向度
责任编辑　孟　波　朱　萌　穆思蒙　代　卉
封面设计　韩慕华
版式设计　水长流
插　　画　胡婷珠
幅面尺寸　165 mm × 230 mm
字　　数　180 千字
印　　张　12
印　　数　1-5 000 册
版　　次　2019 年 11 月第 1 版
印　　次　2019 年 11 月第 1 次印刷

出　　版　吉林科学技术出版社
发　　行　吉林科学技术出版社
地　　址　长春市福祉大路 5788 号出版集团 A 座
邮　　编　130118
发行部电话 / 传真　0431-81629529　81629530　81629531
　　　　　　　　　　81629532　81629533　81629534
储运部电话　0431-86059116
编辑部电话　0431-81629518
印　　刷　长春人民印业有限公司

书　　号　ISBN 978-7-5578-6373-9
定　　价　45.00 元

PREFACE 推荐序一

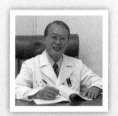

推动口腔健康教育，造福广大民众

潘韫珊医生，台湾大学牙医学系毕业，自从她在外执业开始，即重视患者的审美观感，再加上她本身具有绘画及书法的艺术功底，接受她治疗的患者不仅能解决牙齿的问题，还能得到整体形象的提升，可以说她是一位美齿艺术家。

潘医生善用最新的高科技，比如牙科激光，她在对软组织做切割时，有如绘画似的一笔一笔，慢慢地将激光照射在治疗区上，精确地完成治疗计划。她也会尽其所学帮助患者保有自然牙齿，非必要不轻易拔牙。除了口腔医学，她还专精微整形美容医学。并且潘医生积极参与各专科医学会会务，在其中担任多项职务，热心公共事务。此外，潘医生很有爱心，习惯于行善助人，她认为帮助他人是一件非常有意义的事。

在牙科诊疗上，老百姓在就医前需要咨询、了解一些相关信息，比如如何找到适合自己病情的医生、就医时的注意事项以及担心的问题等。欣闻潘医生要将她这几年与患者互动的经验编撰成书出版，十分期待。本书共分7章，76小节，内容精彩丰富。全书以患者求诊的诉求及疑惑为题，采用问答式编写，进行详细说明分析，叙述表达贴切，值得一读。

目前牙医界正积极推动口腔健康的教育及预防，迫切需要能满足患者及医生参考的教育性著作。期望此书的出版有助于提升大家对现代牙医学的认知，造福更多患者，让老百姓保有健康的口腔，享受身心健康的生活。

台湾大学牙医专业学院名誉教授

蓝万烘

PREFACE 推荐序二

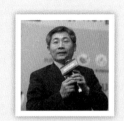

牙齿健康，
预防胜于治疗

　　看牙医，在很多人心中，对此一直存在莫名的恐惧及排斥——患者躺在看似舒适的诊疗椅上，牙科器械在耳边吱吱作响，偶发的抽痛直灌脑门。相信看牙医是许多人的梦魇。因此，抱着睡一觉可能牙齿就好了的心态，他们情愿忍受细菌一次又一次的蹂躏，也不愿踏进牙科的大门，直到细菌完胜的那一刻，才后悔莫及。

　　其实，随着医学技术及医疗器材的进步，以及就医环境的改善，相信许多人可以感受到，看牙医已不再是找罪受。牙医长时间培训牙科助理帮助自己教授患者正确的口腔卫生知识，以及牙医的耐心沟通及倾听等，都是致力于建立良好医患关系的行为。现在，只要患者依照医生建议的就诊频率，配合牙科助理的约诊安排与提醒，看牙已如同吃美食、剪头发一样简单又自然。

　　俗话说：病从口入，口腔是食物进入人体的入口，是细菌种类最多的复杂集合体，对于牙齿健康而言，预防胜于治疗。虽然人们对于牙科知识的认识已日渐提升，但仍有成长的空间，感谢潘韫珊医生在牙科领域表现出的专业及用心，此书所涉及的知识面甚广，包括常见的牙科问题、依照不同年龄层详述各种牙齿保健方式，以及专业的牙周及植牙护理，相信可以让大家获得良好的看牙观念。诚心推荐此书，希望借由这本书，让更多人看好自己的牙。

台北医学大学牙医学系教授
欧耿良

PREFACE 自序

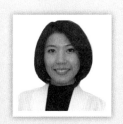

牙齿健康，
就是为全身健康打好基础

　　这本书的书名叫作《看好你的牙》，顾名思义，就是希望大家能照顾好自己的牙齿。由于我是一个处理牙齿难症的医生，所以我经常会遇到全口只剩几颗牙齿的患者，这些患者都有一个可悲、可怜或很可惜的故事，当我解释完怎么处理他们的牙齿之后，他们常常都会不约而同地说："潘医生，为什么我没有早点认识你，这样我就不用花这么多的冤枉钱了。"当然，这对我是一种肯定，患者也知道我为什么会建议他们做牙齿重建，如果这些患者能够及早做好牙齿保健，就不会失去那么多健康的牙齿了，他们现在就能少花一些费用，少受一点苦，也少花一些时间。我觉得，如果学校教育或是媒体宣传，能让大家都具有牙齿保健的意识，懂得预防远胜于治疗，就能从根本上改变这种状况。

　　很多发达国家的小孩几乎都做过牙齿矫正，他们重视牙齿保健。有研究指出，发达国家人民的牙齿健康状况会比发展中国家与欠发达国家人民的好很多。可能是因为大家觉得连饭都吃不饱，怎么还会想到要做牙齿保健呢？如果大家有正确的牙齿健康观念，就能减少花费在治疗牙齿上的时间与金钱，把这些成本用来发展国家的经济，那该有多好！

　　在做牙医之前，我的牙齿很凌乱，曾经拔了八颗牙，也做过牙齿矫正。矫正后我知道了牙齿保健的所有要诀，比如我知道牙菌斑堆积的位置，所以我能够把牙齿刷得很干净，我相信我的牙齿是能够使用到老的。而且我很了解牙齿会影响身体的很多部位，比如牙周病和蛀牙竟然也会致命；除了引发感染，牙周病与我们身体的系统性疾病也有不少关联；缺牙又是导致痴呆的危险因子；牙齿问题还会导致身体很多不明原因疾病的发生。以往我和大家一样，认为牙齿的功能只是吃东西而已，后来我学习了牙医学，由此学习了各方面的知识之后，我才深深知道，原来牙齿跟我们身体的健康、美观、心理等有如此大的关联。以上知识大家仔细看本书就会知道。另外，大家对牙科有非常多的问题，本书将对这些问题进行详细的分析与说明。

　　最后，希望广大读者，通过本书能够获得正确的护齿观念、知识和方法，保卫牙齿健康，从"齿"没烦恼！

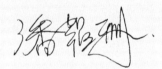

C🦷NTENTS 目录

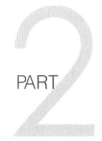

PART 2

婴幼儿的牙齿护理

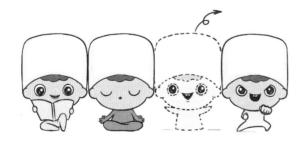

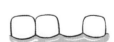

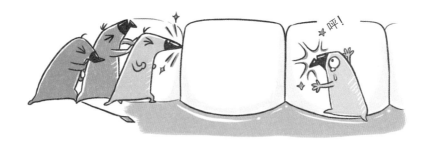

PART 3

青少年的牙齿护理与牙齿矫正

大学生及上班族的牙齿护理

PART 4

老年人的牙齿护理

PART

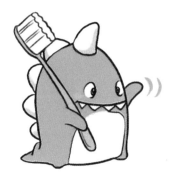
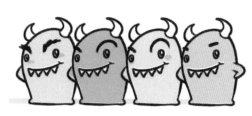

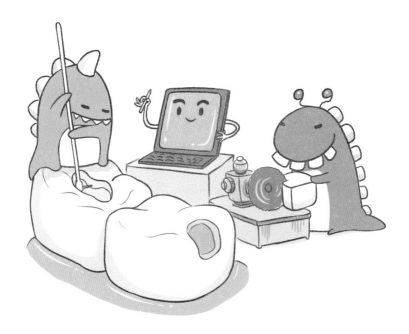

PART 1

这是普遍的牙科问题，
有些连医生也容易搞错

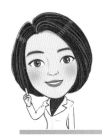

打呼噜、呼吸暂停和牙科有什么关系？

呼吸终止和牙科有一些关系。一般牙科治疗打呼噜，是帮助患者制作止鼾器。止鼾器的传统做法是印好上下牙齿的模型，然后交给技工所定制一个止鼾器，让患者晚上睡觉的时候佩戴。目的就是让患者的下巴往前移，让气道变宽，增加吸入体内空气的量，从而对改善呼吸暂停的症状产生一定帮助。

现在也有一些由美国的医生及治疗团队研发的制作好的通用止鼾器，它的费用会便宜许多，大家可以购买佩戴。

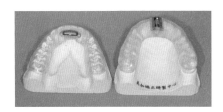

定制止鼾器
（图片由美加齿腭矫正研制中心提供）

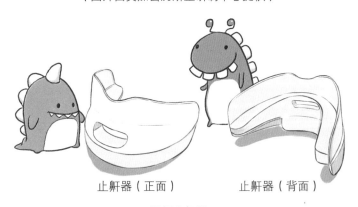

止鼾器（正面）　　　　止鼾器（背面）

通用止鼾器

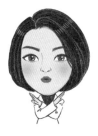

笑露牙龈，
上面有大龅牙
一定要开刀吗？

很多大龅牙的患者，传统的治疗方法需要先做简单的牙齿矫正，然后进手术室做正腭手术。但是，由于水激光的问世，现在我整合研发了一些技术，可以在非常短的时间，让患者不用进手术室，就把东方人常有的上腭发育过剩，即俗称大龅牙的症状改善得很不错。当然，不是所有的案例都可以进行此种治疗，而是80%的患者都可以通过这样的方式处理。

　　牙龈手术其实就是牙龈整形手术，它改变的并不仅仅是牙龈本身，而是要把牙上腭的牙槽骨修形和减量，所以它有整形的效果。很多患者做完牙龈整形之后，整个人漂亮许多，不用进手术室开刀就能达到这样的效果。但是在完成牙龈整形手术后，90%的患者还要搭配晶透全瓷牙冠或薄瓷贴片，才能重建微笑曲线，并且患者的其他相关牙齿问题，如蛀牙、牙周问题等，也会一起得到改善。

　　手术后当然还会看见牙龈，但是看见牙龈的量会比原来减少许多。况且完全看不到牙龈也未必会比较好看，一般微笑时牙龈露出1 mm左右是比较唯美的比例。所以我尽量减少露出牙龈的量，但也要看每个患者的条件。总之，我知道微笑时美的标准在哪里，我就会朝这个方向帮患者改善，虽然改善的效果会因人而异。

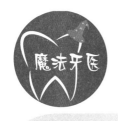 真 实 案 例

三种微笑

Before	After

High Smile
笑露牙龈

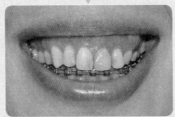 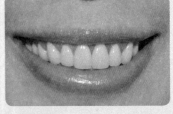

Low Smile
笑时露不
出牙龈

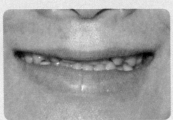 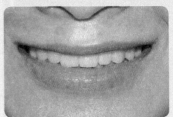

Average Smile
标准微笑

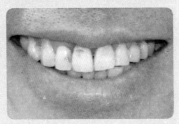 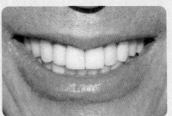

说明

　　上面案例中的术后效果是十分讨喜的笑容（Pleasant Smile）。以前牙科还不这么发达时，标准微笑已经是比较好看的笑容，但以现今的审美来看，即使唇齿比例好看，牙齿不够白皙、微笑曲线不够漂亮，还是谈不上完美，因而有些人还想改善。多数此类型的术后案例效果表现为牙齿白皙亮眼、微笑曲线足够、唇齿比例良好。这些年我发明了一种美齿方式，名为快速矫正，可以让笑露牙龈、笑时露不出牙龈、标准微笑的人，快速拥有一个十分讨喜的笑容。

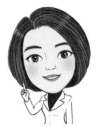

刷牙究竟怎么刷才会干净？刷牙究竟要刷多久？

扫二维码观看详细
文章《牙刷要常
换！3周不换竟比
马桶多80倍细菌》

建议大家使用小头的牙刷，搭配正确的刷牙方法把牙齿刷干净。但是很多人真的不是很会刷牙，在这样的情况下，电动牙刷确实是一个不错的辅助方法。我建议大家一定要先知道正确的刷牙方法，不然在嘴巴里面放一支电动牙刷，你没有正确地去刷，比如很快速地移动电动牙刷，或者不移动电动牙刷，都不能把牙齿上面的牙菌斑刷干净。

潘医生温馨提醒

超声波牙刷与超声波洗牙刷杯

　　除了电动牙刷，近年来市面上也有声波和号称超声波的牙刷，但事实上，超声波用肉眼难以辨识，超声波牙刷的振动频率超过20000Hz，通常超声波牙刷在运转时会发出高频的吱吱声，靠近耳朵容易产生不适感，而且制作技术要求较高，一般电动牙刷很少会使用真正的超声波技术来制作。

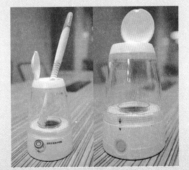

超声波洗牙刷杯

　　超声波对于清洁牙刷有一定的效果。原因是刷毛非常密集，容易滋生细菌，只有使用超声波洗牙刷杯清洗牙刷，才有可能把细菌震落，发挥洗净功效。

　　因为电动牙刷本身就已经在做一个小距离的振动或者电动式的移动了，所以当你使用电动牙刷的时候，你可以用平常刷牙的方式去刷，只是速度不要太快，要放慢一点点。

　　总之，保持牙齿健康，最重要的还是学会刷牙。你支付医生费用让他帮你治疗牙齿，牙齿的健康也仅停留在医生帮你处理完的那一刻，从那个时间点开始，你就得自己好好地照顾牙齿，否则你还会继续花冤枉钱。就像是健身教练给你制订的计划你都没有去执行，就算你花再多钱也不会瘦。治疗牙齿也一样，有一大部分是自己保养的问题。如果你都不愿意花时间好好刷牙，那你怎么可能彻底地解决你的牙齿问题呢？要拥有健康的牙齿，医生治疗只占50分，剩下的50分要靠患者本身。

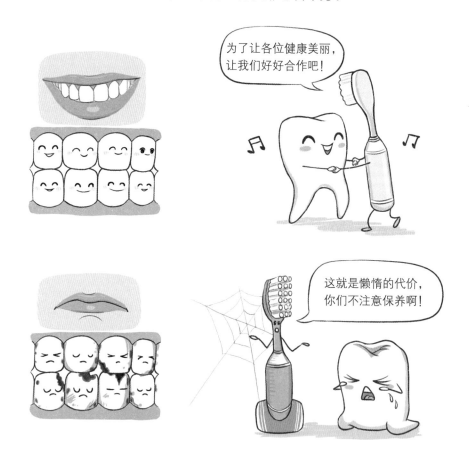

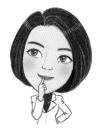

有什么办法能
预防或改善
大龅牙呢？

我们的脸形和遗传有关系，东方人的基因导致其很容易表现为龅牙，笑起来露牙龈。小朋友预防龅牙，可以考虑提早把小臼齿拔掉，这样就可以给恒牙排列挪出更多的空间，这是解决牙齿拥挤（Crowding Teeth）的一种传统的固有做法。如果你真的已经龅牙了，而且牙齿拥挤了，那就有两种方法，一种是传统矫正就是传统箍牙，另外一种是快速矫正。大龅牙的患者往往做完传统矫正或者快速矫正后，改善的效果非常明显。越是丑的、牙齿排列糟糕的，做完正确的矫正之后，改变就会越大。

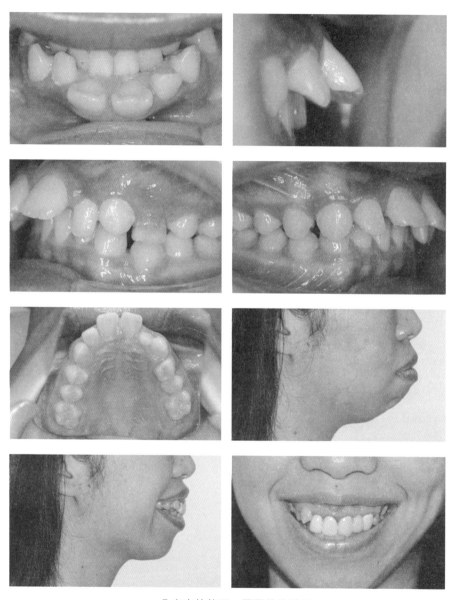

凸出来的龅牙，需要传统矫正

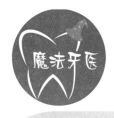 真 实 案 例

大龅牙矫正

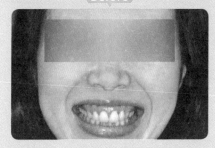
Before

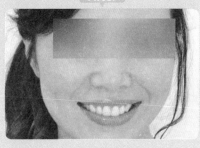
After

　　我以前笑起来会露牙龈，而且门牙很大颗，下面牙齿又有开缝和蛀牙，潘医生用一个多月的时间就帮我把牙龈处理好了，期间也不用回诊，只简单地做了一次手术，再装上晶透全瓷冠，我就变成现在美美的样子，真的很开心！

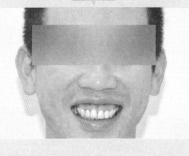
Before

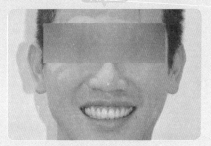
After

　　我原本笑起来露牙龈很严重，潘医生帮我做了牙龈整形，用了一个多月的时间，大概去了四五次，就帮我把原本假牙冠里面的烂牙根处理好了，还解决了我的笑露牙龈问题，真是太棒了！到现在我的牙齿已经使用超过8年了！

快速矫正

快速矫正就是用一个半月的时间，通过修牙龈、做牙冠来恢复牙齿的角度、咬合与微笑曲线。咬合是最重要的，因为美丽要建立在健康之上才会长久。快速矫正不会移动真牙的牙根，它是在牙冠上面修改角度来达到咬合的改善。如果遇到大龅牙的患者，还要做水激光牙龈整形这一项小手术。以往这种大龅牙要进手术室开刀才能改善，现在由于牙科术式以及牙科仪器的进步，可以利用水激光做牙龈整形。这个术式假如是早上实施的，下午患者就可以上课、吃东西、看电影，对生活没有任何影响。做完快速矫正的效果看起来就跟做完传统矫正的感觉一样，牙齿整齐，附带的好处是牙齿本身的颜色、形状、微笑曲线、咬合与排列都可以做一个彻底的改变，让它的比例更漂亮、颜色更亮白。而传统矫正就必须要移动牙根，如果患者做完传统矫正还想要有一个更彻底的改善，就需要用全瓷牙或者贴片来达到永久美白的效果。如果牙齿角度差异太大，还需要抽牙神经。

快速矫正比较适合有严重牙周病、大龅牙的患者，或是曾经做过一些假牙的患者，以及有非常多的前牙蛀牙的患者，这几类患者做快速矫正都绝对会得到健康和美观同时升级的效果。

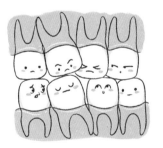

不移动真牙根，在牙冠上
修改角度来达到咬合的改善

原牙冠

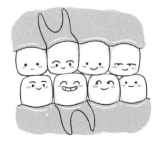

新牙冠

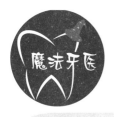 真 实 案 例

快速矫正

Before

After

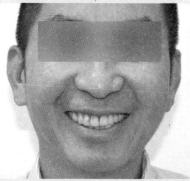

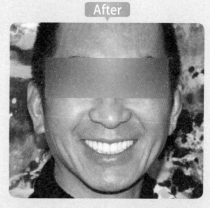

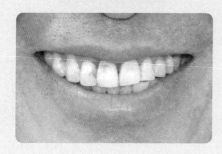

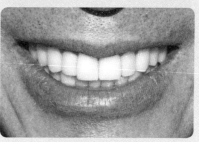

　　我之前刷牙时会流血，看过很多医生，他们都说我有牙周病，而且牙龈高低不一，牙齿有点歪斜、不整齐，前面还有蛀牙，找了矫正医生处理到一半，问题完全没有得到解决。后来经过朋友介绍找到潘医生，通过水激光牙龈整形和晶透全瓷牙冠，她不仅帮我把牙齿排列整齐了，而且彻底解决了我的牙周病问题。她还教我正确使用牙线，现在清洁牙齿方便又轻松，我真的觉得很开心。

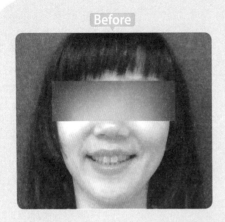
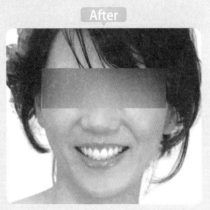

我以前做过牙齿矫正，而且牙齿颜色很黄，想要变白。因为我每天都会喝咖啡、喝茶，所以潘医生建议我不要做牙齿美白了，会浪费钱。于是我决定做晶透全瓷牙冠，因为瓷材是千年不变的材料，而且不会变色。做完牙齿真的很开心，我拥有了漂亮的微笑曲线，大家都说我化妆后像明星呢！

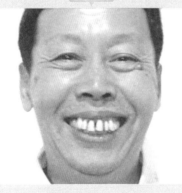
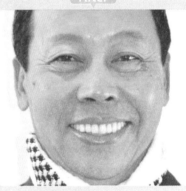

我是潘爸爸，潘医生是我的女儿。十几年前两家医院都说要拔掉我的 12 颗牙齿做矫正，女儿说不要拔牙，让她先看看。她帮我做了牙周病激光治疗，接下来也没有拔牙，而是直接给我做了晶透全瓷牙冠。至今我的牙齿已经使用十多年了，我非常开心，很多美食都可以吃，身体也越来越健康，大家还说我越来越年轻了。猜猜看我今年（2019 年）多少岁？我已经 75 岁了！

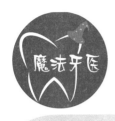 真实案例

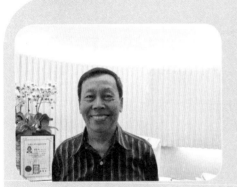

2014 年

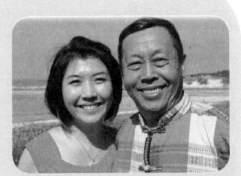

2016 年

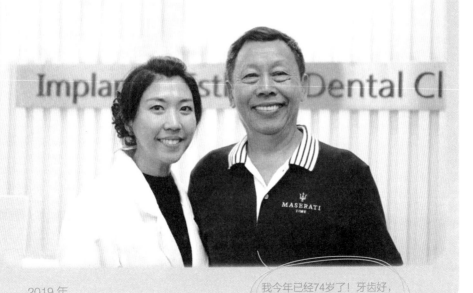

2019 年

我今年已经74岁了！牙齿好，人真的就不老！

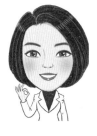

吞口水的姿势决定了我们的脸形，是真的吗？

扫二维码观看详细文章《口腭功能训练之利器，我们也叫它挡舌器》

如何了解吞口水的姿势与脸形的关系呢？好吧，跟着我来做。

你先正常地吞口水，然后再吞一次，请问你吞口水的时候，你的舌头顶在哪里呢？在上下牙的中间？在你上腭牙齿往牙龈方向的1厘米处？在牙齿上腭的牙龈1厘米处？还是顶在牙齿上？

如果你吞口水的时候，舌头是顶在牙齿中间的，长期下来很可能会造成牙齿的开缝，当然脸形也不会太好看，因为上、下颌看起来都会有点龅牙的感觉。另外，由于牙齿被舌头往外顶了，还会有开颌的可能性呢！所以吞口水的姿势，关键是舌头的位置，决定了我们的脸形。

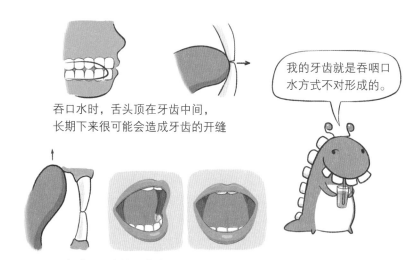

吞口水时，舌头顶在牙齿中间，
长期下来很可能会造成牙齿的开缝

我的牙齿就是吞咽口水方式不对形成的。

吞口水时，舌头的正确位置应该是顶住上腭，
并且不碰到上下牙

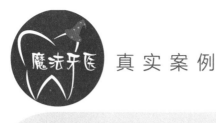

魔法牙医　真 实 案 例

矫正口腭功能异常

Before

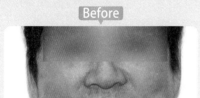

After

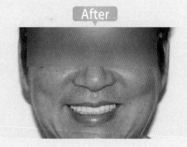

　　原来我的牙齿有缺牙、蛀牙，并且泛黄、不整齐，活动假牙也戴得非常不舒服，除了吃东西没有味道外，牙齿还经常疼痛不适。经过朋友介绍找到潘医生，潘医生竟然以很快的速度帮我用激光微创植牙和晶透全瓷牙冠把前面的牙齿做得很漂亮，重点是手术真的不痛，让我非常惊讶。因为我常常要面对很多观众演讲，现在有了这样一口洁白、整齐的牙齿就能够开怀大笑。不仅如此，我还能够享受美食，我真的很开心。

Before

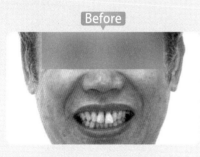

After

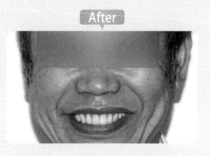

　　我是一名教授，牙齿的问题包括掉牙、三角缝和牙周病。之前我看过很多医生，他们都说我的牙齿没希望了，只能通过洗牙，把牙齿刷干净来维持现状。经过朋友介绍我找到潘医生，她竟然可以用激光处理牙周病，不用开刀，很轻松地消灭掉牙齿周围的细菌，再装上晶透全瓷牙冠，还帮我做了微创激光植牙，让我的牙齿重获年轻时候的整齐和健康，我真是太开心了。

除此之外，当你睡觉或是白天想事情的时候，如果舌头会顶住牙齿，你就要特别注意了——舌头一直在慢性地推挤你的牙齿，以后甚至会有牙周病的可能！因为舌头就好像是矫正器，一直把牙齿往外推，除了让牙齿变难看、影响咬合以外，还会造成"地基"的不稳和流失。所以你千万不能小看这件事情——原来舌头对牙齿有这么大的影响。

最后，舌头还会影响发音，舌头很大且吞咽模式不正确的人，很多时候也伴随着说话不清楚——就像大舌头的情况哦！

当你的舌头有问题时，该怎么办呢？目前有一位澳大利亚的医生发明了一系列的挡舌器，可以辅助大家改善这个问题。

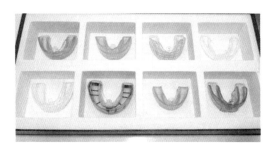

挡舌器

挡舌器

挡舌器主要是依照不同的年纪、齿列状况及治疗用途予以分类。挡舌器的不同系列又分不同的软度。佩戴挡舌器的第一阶段主要是用最软材质的挡舌器训练正确口腭功能，第二阶段是用较硬材质的挡舌器加强扩大牙弓并持续更正习惯，最后一个阶段可以将最硬材质的挡舌器作为维持器。但不是所有人的牙弓都会有合适的尺寸，有时必须先用其他装置扩展牙弓后再佩戴挡舌器，也有一系列挡舌器提供给正在戴传统矫正器的人使用。如此众多系列的挡舌器的共同特点就是舌箍，戴着挡舌器的人都要把舌头抬起来放在舌箍的位置，因为许多口腭功能不良的人最大的问题就是舌头的摆放位置及功能位置错误。因为挡舌器的尺寸很多（二十几种），加上市面上、网络上也有许多仿冒品，建议患者购买后经专业医生评估再进行佩戴。

（文字由魔法牙医齿腭矫正专科童元钇医生提供）

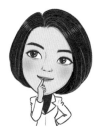

市面上卖的
美白牙膏
真的有效吗？

扫二维码观看免费
视频《99%的人都
不知道，市售牙膏
伤牙！》

市售美白牙膏的美白效果都只是广告宣传的噱头，这些牙膏中其实并没有添加对牙齿有氧化还原作用的美白成分。医院用的美白牙膏，是专业性牙膏，是做完牙齿美白之后再使用的，其价格会比一般市面上的牙膏贵三四倍到五六倍不等。它的成分包括过氧化物（就是美白成分），由于它是专门用来把牙齿刷亮白的，所以它添加了很粗糙的颗粒——都是工业用的研磨剂，味道也不是那么好。真正的美白牙膏会刺激牙龈，但是不会造成不可逆的伤害，所以不用太担心，但是不建议长期使用哦！如果真的需要用，就和化学成分含量少的牙膏交替使用。

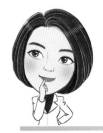

做牙齿美白
会有酸痛感吗？

扫二维码观看免费
视频《牙齿吃冷吃
热会痛预示着什么》

每个人的体质不同，有些患者是没有这种感觉的，有些患者的感觉就很明显。像有些患者的牙本质小管比较宽，里面的游离神经很容易接触到外界，又或者是牙本质小管是开的，这样的患者牙齿就会非常敏感。这些患者反映，在做牙齿美白时会酸痛到流眼泪，或者是术后当天晚上无法睡觉。所以，如果患者很怕痛，临床上可以打麻药。通常我都会给予患者一天的止痛药让他术后当天回家吃，预防这种情况的发生。一般来说，术后涂氟、让牙本质小管再关闭，几天之后，这种酸痛感就会慢慢消失。

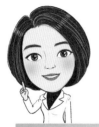

要选软毛还是硬毛的牙刷？

扫二维码观看免费视频《你的牙刷比马桶脏！你知道吗？》

硬毛牙刷对牙齿表面的污垢有一定的清洁作用。然而很多医生会建议患者选择软毛牙刷，并使用改良式的贝氏刷牙法。因为如果用硬毛牙刷，刷到牙龈沟就会比较痛，大家就不太愿意去按摩牙龈沟。

来看牙的时候，很多患者的牙齿已经存在各式各样的问题。比如牙龈肿、牙周病，或者是以前长期用硬毛牙刷用力刷牙，导致牙根（就是牙齿和牙龈交界的那个根部）凹陷，好像有一个刀痕、切口。患者会说，他最近刷牙、吸到风，还有吃甜食的时候感觉牙齿好酸，就是因为他把这个根部刷凹了，牙齿表面的牙釉质消失，牙本质露出来，牙本质小管裸露，里面的游离神经在外面游离，所以只要凹陷处受到压力（吸风、牙刷直接碰到、热胀冷缩等都属于压力），它都会酸。

所以出于既刷干净牙龈，又不继续伤害凹陷的牙根，不让牙龈继续萎缩等考虑，医生就会建议患者选用软毛的牙刷，用温和、轻柔的力量（有按摩的感觉）打圈或者是用改良式的贝氏刷牙法，45°角朝着牙龈刷，两三颗移动地去刷牙齿和牙龈沟。你要刷到牙龈和牙齿中间，那边有牙龈组织，才会比较有感觉。所以有些开始认真刷牙的人就会很用力地去刷那里，觉得这样才会真的刷干净，但是这样可能会伤害到牙齿哦！

总而言之，硬毛牙刷和软毛牙刷优势不同，大家平时可以准备两支牙刷来清洁牙齿，即硬毛牙刷与软毛牙刷交替使用。虽然这样做会有点麻烦，但是没有一种洁牙工具可以解决所有的口腔问题，举例来说，牙线、冲牙机和牙间刷都各有作用。

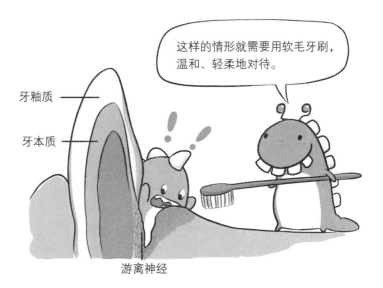

牙釉质

牙本质

游离神经

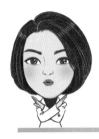

做3D齿雕就不会有蛀牙了吗？

3D齿雕主要是通过计算机给牙齿的窝洞照相，然后用一个瓷块车出窝洞的形状，再镶在蛀牙里面，用该方式来做复形，这是补牙的一种方式，而不是做假牙。假牙一般是要把牙齿周围最好、最硬的牙釉质磨掉，然后套起来，当然也要磨掉龋坏组织。

3D齿雕，原则上我们不磨牙齿周围，只磨蛀牙窝洞，不管是新蛀牙、旧蛀牙，还是旧的二次蛀牙（就是你补过树脂或者银粉的二次蛀牙），医生都会把窝洞处理干净，然后就可以印模型让计算机画图，再用一个瓷块车出来。因为瓷块的膨胀率和收缩率比较低，而且它一体成型，黏起来的密合度会很高。

瓷本身就是千年不变的材料，生物兼容性好，如果医生的黏着技术良好，3D齿雕使用的时效是非常长久的，甚至是一辈子。但是我们不能对患者说，处理完之后一定不会再有蛀牙。因为使用者是患者本身，他怎么吃东西、有怎样的口腔习惯，还有如何清洁保养都会影响他是否再有蛀牙。比如3D齿雕周围的真牙没有刷干净或未用牙线清干净，也还是会导致蛀牙的。

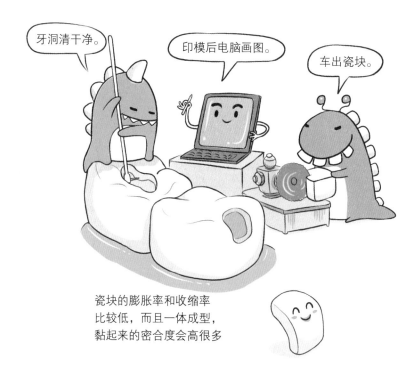

瓷块的膨胀率和收缩率
比较低，而且一体成型，
黏起来的密合度会高很多

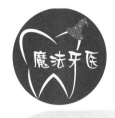 真 实 案 例

3D齿雕

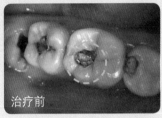

治疗前

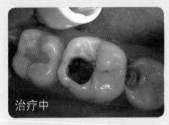

治疗中

　　图片中的银色物质为银粉补缀物，一般银粉或树脂使用数年后，便容易产生微细缝，从而导致二次蛀牙的发生，银粉补缀物经过长期咀嚼更容易出现崩解的问题。

　　清除银粉补缀物后发现二次蛀牙非常严重。

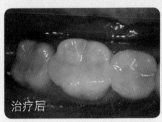

治疗后

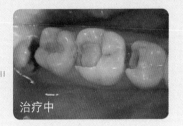

治疗中

　　把车好的瓷块镶嵌至蛀牙窝洞中，此种做法可以让牙齿使用很久，甚至能够使用到老。因为瓷材千年不变，而且其物理结构、强度以及生物兼容性都极佳，是长效且良好的补缀方式。

　　清洁、修磨完二次蛀牙后，会发现真正蛀牙的部位往往是肉眼看到的三四倍大小。没有抽牙神经的牙齿，才能以计算机扫描的方式拍摄影像，再用计算机车瓷块。

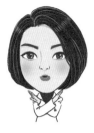

颞下颌关节疼痛，每天戴咬合板会导致脸颊肌肉变大吗？

一般不会。戴咬合板的时候，患者的咬合处于一个无法太用力的情况，比如他晚上睡觉的时候戴着咬合板是放松用的，所以咬合板不会训练患者的咬肌，他的脸颊肌肉应该不会因此变大。

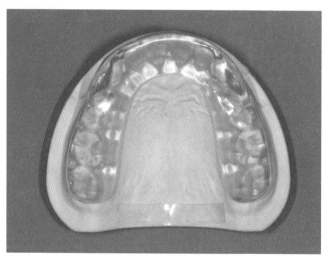

咬合板
（图片由美加齿腭矫正研制中心提供）

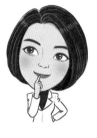

做完牙科治疗
脸形会不会
改变？

扫二维码观看免费视频《这些明星没整容，只是整了牙！》

先要看看自己的牙齿是否为脸形问题的重点，然后再去考虑处理的顺序。因为现在患者对美的要求越来越高，微整形、整形、做牙齿，已被越来越多的患者接受。如果你是一个龅牙的患者，那么你的侧面轮廓不符合漂亮的侧面审美线（E线，E line），嘴唇会压在线上或是在线的外面。如果你先找整形外科医生，他就会对你说，你的鼻子或者下巴不够高。如果你先把鼻子、下巴加高了，可能符合侧面审美线了，但还是龅牙，当你再把牙齿改进去，脸形就会变得非常奇怪。所以必须先把牙齿处理漂亮，再去调整鼻子和下巴。由此可见，处理的顺序很重要，如果顺序错了，反而得不偿失。关于这一点，请大家看视频，里面有更详细的解说哦！

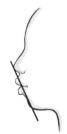

龅牙患者

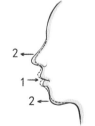

2
1
2

第一步：把牙齿改进去
第二步：把鼻子和下巴加高

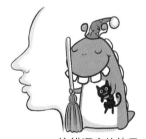

搞错顺序的效果

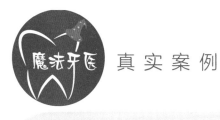

魔法牙医 真实案例

侧面审美线

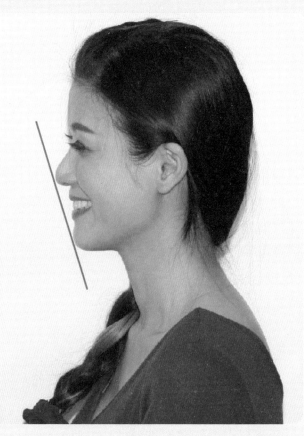

　　鼻尖和下巴的连线，称为侧面审美线。嘴巴在线内约 2mm 以上是比较漂亮的，给人讨喜、顺眼的感觉。很多大明星，无论男女，侧面轮廓都符合漂亮的侧面美容线。

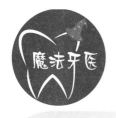 真 实 案 例

美齿重建

Before

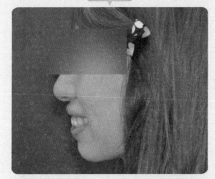

After

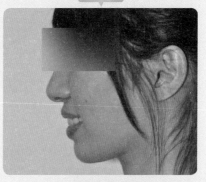

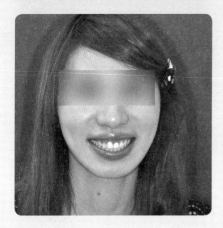

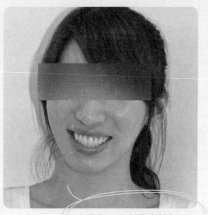

看我一个半月变美女！

　　我微笑时牙龈外露，并且牙龈高低不一，假牙还有黑边。经潘医生牙科治疗后（水激光牙龈整形＋晶透全瓷冠），上述问题都解决了。我希望下半张脸更加完美，潘医生建议我做微整形，用2毫升胶原蛋白垫下巴。

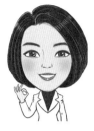

牙科定检医生会顺便检查口腔是否有病变吗？舌头有问题，也是看牙科吗？

一般患者来做牙齿检查的时候，牙医会顺便帮患者检查一下牙齿周围的软组织。大家认为找牙医检查就能发现蛀牙，其实肉眼能看到蛀牙的概率只有5%~10%，除非那颗蛀牙上的洞真的已经很大甚至已经变成残根了，或者你觉得它明显很黑，而且质地是软的，才能用肉眼判断它是蛀牙。

牙医一般会用探针去抠一抠肉眼看到的牙齿上黑黑的地方，看它是软还是硬，软的才是蛀牙。检查蛀牙最主要的工具其实是X线检查，它可以辅助检查有没有蛀牙，但是也无法保证绝对准确。因为X线是不容易看到初期的蛀牙的，要牙齿脱钙40%以上，X线上才会显现出黑黑的影像。而且，通过X线看到的牙洞通常比实际上看到的洞大一半。

牙医还会看到患者口腔内的一些表征，比如艾滋病后期患者，已经发生免疫方面的问题了，口中会有红斑。如果牙医发现了异样，怀疑是口腔癌，就会告知患者去大医院做切片检查。舌头也在口腔这个环境里，所以舌头有问题，也是看牙科哦！

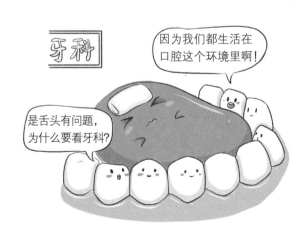

牙科

因为我们都生活在口腔这个环境里啊！

是舌头有问题，为什么要看牙科？

潘医生温馨提醒

蛀牙要早发现、早处理

　　用肉眼几乎很难发现蛀牙，需要通过X线检查才容易判断。而且蛀牙大部分都没有疼痛感，或酸痛感，当你感觉不适时，蛀牙往往已经非常大，可能已经潜藏了5~10年之久。以为看到牙齿黑黑的就一定是蛀牙，这是一般人不了解牙科知识而产生的刻板印象，所以大家平时一定要定期找专业的牙医，通过X线检查及早发现蛀牙。一旦发现蛀牙就要尽快做比较理想的复形处理，这样未来才不会让你多花冤枉钱。发现蛀牙时不能随便补一补，否则以后就不是通过补牙能解决的问题了，可能需要做根管治疗，甚至拔牙、植牙，这些治疗方式的费用要远远高于补牙的费用。

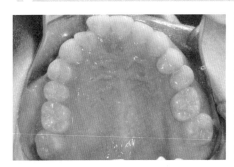
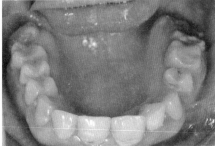

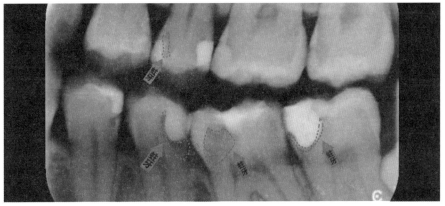

用肉眼很难发现蛀牙，需要通过X线检查，才容易判断

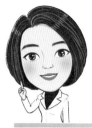

蛀牙补牙后
又生蛀牙怎么办？

扫二维码观看详细
文章《补蛀牙的材
料有好多种，该如
何为自己的健康
把关》

这种情况被称为"二次蛀牙"，就是被补过牙齿的地方往更深入的地方再蛀，原因就是你以前补的材料不是一个"好"料，它的物理结构很差，膨胀率和收缩率比较高，它和真牙之间会产生缝隙，这个缝我们叫作"微细缝"。微细缝的宽度通常是$1\mu m$（$10^{-6}m$），而细菌、病毒的直径则是$10^{-10}m$左右（大家熟知的纳米只有$10^{-9}m$，可想而知细菌、病毒有多小了），因此口中的细菌会通过微细缝再度侵入补过的地方，从而产生二次蛀牙！

如果你不想补牙后再产生蛀牙，也不想要有一天让它发展到需要抽牙神经，变成放蛀芯做假牙的话，那么比较好的预防方式，就是把蛀牙清干净之后做3D齿雕。以前一般我们使用的补牙材料是银粉或树脂，而现在大部分人会选用树脂，虽然树脂和3D齿雕肉眼看上去挺像的，但是树脂经过大概半年之后就会开始慢慢变色，因为它的结构很弱，会吸收色素。而3D齿雕是全瓷的嵌体，它的晶体结构非常整齐，硬度、物理性都很好。大家千万别小看晶体结构，它直接决定了物体的强度。我常常用玻璃和钻石来打比方。二者的外观看似一样，但是价格有着天壤之别，因为它们的晶体结构大不相同。玻璃的晶体结构很凌乱，所以它的强度很差；而钻石的晶体结构非常整齐，所以它有很高的强度及稳定度。

其实大多数人都不知道，几乎市面上所使用的树脂多数都含有一种疑似致癌物的东西，但是大家都还在用，因为它没有被公告。这个事情甚至连很多牙医都不知道，因为它是材料学的问题，在学校学习时看到学校在用，于是自己开牙科诊所也用树脂，并不会特别去钻研里面到底有什么成分。3D齿雕是全瓷的嵌体，生物兼容性是最理想的，并且它不会释放任何毒素或者其他任何东西。不过3D齿雕的费用会比一般的树脂贵上二三十倍，而且3D齿雕要求医生的技术要好（因为黏着技术的好坏会决定3D齿雕的寿命）、技术敏感度（即医生操作的熟练度）要很高，加上早期很多医生对3D齿雕没有信心，便没有使用这项技术。

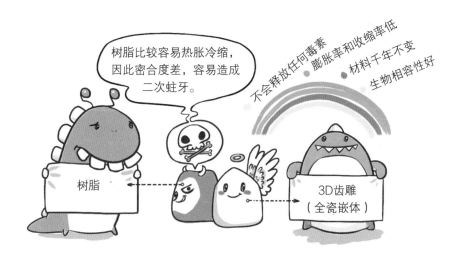

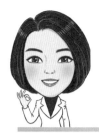

吃东西也可以美颜吗？

扫二维码观看免费
视频《牙齿保健偏
方大解密》

有很多没有牙齿的患者，做完全口重建，不管是植牙或者用其他的重建方式，都会让牙齿变得咬合良好、整齐洁白。如果患者的皮肤原来是皱皱的，他不会因此马上变漂亮，但他能开心地咀嚼食物，之后身体就会慢慢变得健康，肤色也会变得有光泽。因为咬合重建之后会让脑部的皮质层受到正向的刺激，进而会影响我们的身体——交感、副交感神经会比较平衡，让激素正向分泌，各个脏器的运作变好，变漂亮、变健康其实就是很自然的事情了。临床上这样的案例实在是不胜枚举。

很多女生疯狂地去选购昂贵的保养品和化妆品，都是为了拥有一张漂亮的脸蛋。如果你有一口咬合良好的牙齿，再加上良好的饮食习惯，以及用对的方式去咀嚼食物，那么这件原始的、每一天都必须做的事情，也能让你变漂亮。其实这是一种非常省钱的做法。很多人为了工作、为了赶出门玩，吃饭时没有做到细嚼慢咽，因为一般人直观地认为吃东西就是为了填饱肚子，他们把食物和胃联想在一起，不会把牙齿当作一个很重要的媒介，不会认为拥有牙齿、慢慢咀嚼与身体健康有什么相关性，如果大家没有受过特别教育，不了解牙齿和身体的相关性，一般的认知都是如此。现在不管是牙医学，还是其他医学都非常认同食物经过口腔进入消化系统的过程中，口水有消化酶，食物经过慢慢咀嚼，能够被人体吸收的营养价值也会比较多。所以大家细嚼慢咽地吃东西除了对肠胃好以外，对营养物质的吸收、对脑部刺激激素的正向表现都有非常大的帮助。

能够细嚼慢咽、咀嚼得很好的前提是咬合良好，就是上下牙齿对得很好。很多人会有一个错误观念，认为牙齿乱，咬合就不好，事实上，牙齿乱的人，咬合未必是不好的；牙齿很整齐的人，他的咬合未必是良好的，因为咬合是需要上颌和下颌良好地对在一起，就是上下牙面的尖和窝要对得刚刚好，这样咀嚼才会有效率。如果这个患者的牙齿被磨得平平的，也会失去咀嚼效能（masticatory efficiency）。

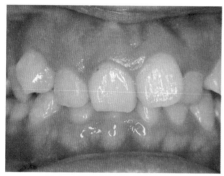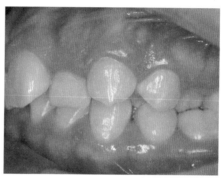

牙齿乱与咬合是否良好没有绝对相关性，这个患者的牙齿虽然乱，但是咬合良好

如果你希望身体变得更健康、更美丽，请重视牙齿和吃东西这两件事情！

潘医生温馨提醒

吃东西太硬、太软都不好，细嚼慢咽是关键

吃硬的东西对牙齿有好处，但太硬的东西会伤害颞下颌关节。常吃太硬的东西，会加速牙齿的磨损。如果你天生长了一张方脸或是短脸，你的咬肌往往强而有力，如果你又吃太硬的东西，需要更用力地去咬，会更伤害你的牙齿。而太软的东西，比如蛋糕、果冻、罐头食品几乎都不需要咀嚼，经常食用，久而久之你会丧失咀嚼能力，而咀嚼对小孩的发育非常重要（这点我会在第2章详细说明）！所以，你吃肉、吃饭、吃菜都可以，但不要吃太硬或太软的东西，这些都对牙齿不好。

细嚼慢咽是一个很好的习惯，不管是对你的肠胃，还是对你整个身体的健康和美颜都有益，一般我会建议你一口咬二三十下再吞咽。现代人都很忙碌，但你尽量朝这个方向去做，长期下来，你的身体一定会有改善。而且吃东西，这个咀嚼的动作会令人心情愉悦，让脑部产生脑啡肽，让你开心，所以吃东西确实是一件快乐的事情。你要去享受它，享受咀嚼的乐趣，不要以为吃东西就只是填饱肚子而已。我觉得大家，尤其是小孩、年轻人，要重视吃东西这件事情，并为此定下一个新的目标。

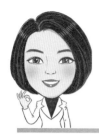

牙齿矫正失败
和舌头大有关系吗?

医学上有很多案例，患者整过牙，拆了矫正器之后，原本龅牙情况已经好了，几年后牙齿又往前凸，这其实和舌头有绝对的关系。这里的舌头问题属于口腭功能异常。

我有个患者是个高中男生，因为他吞口水时总是顶住牙齿，平常没事时舌头也都放在错误的位置（就是顶着牙齿放），导致矫正中期上、下咬合总是不良，拉不拢，严重影响矫正进度。

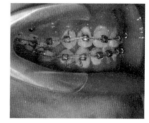

矫正中期：上、下咬合无法密合

还有个患者因为牙周病、门牙开缝、牙齿变长来就诊，经过牙周治疗后，安上了一口漂亮的假牙，但因口腭功能异常的问题，舌头放置的位置错误，导致三年后门牙又开缝了。

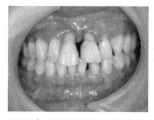

牙周病、门牙开缝、牙齿变长

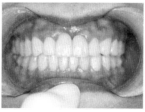

牙周处理后晶透全瓷冠

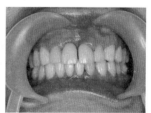

三年后追踪：门牙开缝

（案例和图片由魔法牙医齿腭矫正专科童元钇医生提供）

由此可见，要保证矫正的效果，必须先处理好舌头的问题。更多内容，请大家记得去看"魔法牙医"微信公众号里口腭功能异常的文章。

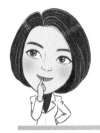

市售的牙齿美白笔有效吗？

一般情况下，卫生监督部门对这种产品的要求会比较严格，因为它怕患者误吞，对身体造成不良的影响。所以这种牙齿美白笔材料的浓度比较低，不会超过10%。

所以，说实在的，市面上的牙齿美白笔的效果是很有限的，但是你也不能因此说它完全没有效果。如果你想拥有一口亮白的牙齿，绽放自信的笑容，那么最理想的方式是上下牙齿都同时做亮白的贴片或全瓷牙冠。如果你只选择做上腭牙齿，那么下腭暗黄的牙齿应该如何处理呢？这个时候你就可以考虑是不是用牙齿美白笔或者是到诊所做诊间的冷光美白来达到让上下腭牙齿的颜色更接近一点的效果。还有一种情况是上腭你只做四颗牙齿，旁边的牙齿没做，也可以考虑旁边的一两颗牙齿用牙齿美白笔长期美白，但是美白效果有限。

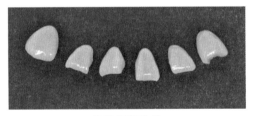

美齿超薄贴片

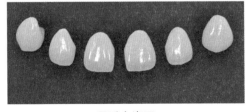

晶透全瓷冠

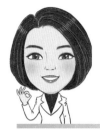

蛀牙或牙周病会有致命危险吗？

扫二维码观看免费
视频《哇！你哪来
这么大口气》

大家应该听过"蛀牙不治疗竟闹出人命"这样的新闻。其实在我上大学的时候，老师就提到过，全世界每年因牙齿感染而失去生命的有近千人。很多都是由那些大家认为和致命无关的牙齿问题引起的，例如蛀牙。蛀牙和牙周病都是细菌引起的，只要是细菌引起的，就有致命的危险。

蛀牙表面通常呈正三角形，表面一个小孔，里面一个大洞，像水滴状，然后侧面也开始蛀了。牙齿最硬的部分是牙釉质，但细菌一旦通过最硬的牙釉质，就会进入牙质，牙质比较软，细菌在里面脱钙的速度就会比外面快很多，所以越靠近神经脱钙速度就越快。假如一颗蛀牙发生了10年你才会神经痛，可能前5年都是一点点小蛀，但是后5年蛀牙的速度就会很快，直到后期蛀到神经会让你突然感觉到痛。

我常常和患者这样打比方，蛀牙的发生有点像癌症，小蛀牙的时候没有知觉，中蛀牙、大蛀牙也未必会有知觉，等哪一天侵犯到神经了，牙痛了，要找牙医的时候，你那颗牙齿就已经不能被称为蛀牙了，这个症状叫作急性牙髓炎，治疗方式也不是补蛀牙，而是要抽牙神经。

所以牙痛其实是一个保护机制，这还算运气好的。有一些情况，蛀牙蛀到神经还不痛，经过牙髓到牙槽骨了，这个通常就是神经已经部分坏死或者是全部死掉了，然后牙槽骨就会发生感染。如果你那一段时间的免疫力不好，这个感染就会经过血流流窜到你身体的其他部位，就像炸弹开花那样，跑到头颈部、皮下组织、肌肉血液中，如果进到血液里面，就可能循环到全身，当然造成败血症而死亡的风险就会大幅增加。

前面提到，蛀牙和牙周病都是细菌引起的。口中的细菌非常复杂，菌种三百到七百种不等，而且量非常大，比肛门还多，有些口腔脏的人，口腔内甚至含有数百亿计的细菌。当你免疫力低下的时候，口中的细菌就会引发身体的很多问题，甚至有致命的危险。我觉得大家必须树立一个观念，就是牙齿疾病提早预防，趁早治疗，不能拖延。

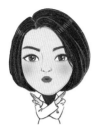

每次吃完东西就刷牙能够保护牙齿吗？

扫二维码观看详细文章《反复感冒好不了，凶手恐是牙刷》

如果你每天只刷两次牙，我建议那就在晚上睡前和早上睡醒后刷。晚上睡前刷，是因为睡觉的时候口水分泌很少，那时候细菌滋长的速度飞快，细菌是分裂生殖，一变二、二变四、四变八、八变十六……所以睡前是一定要刷的，这是刷牙的黄金时间。早上睡醒后就要刷牙，是因为经过一夜，就算你前一天晚上刷了十次牙，口腔里还是会有细菌，细菌又是分裂生殖的，所以到第二天早上细菌还是会变得很多。如果早餐之后再刷牙，口腔会更脏，里面会有很多细菌，而且口气又不好，在你吃东西的时候，你不是享受食物，而是吃了一大堆细菌。

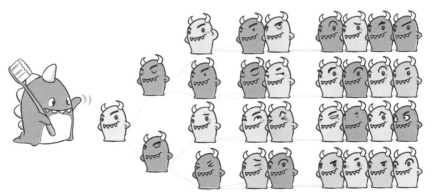

细菌是分裂生殖，一变二、二变四、四变八……

当你一天能刷三次牙的时候，有一次就可以选择中午饭后刷了，最好是饭后半个小时。为什么呢？因为刚吃完饭可能食物变酸，牙齿会变软有脱钙的可能，你刷牙的时候牙齿表面的钙化物比较容易流失掉，如果你刷不干净，更容易产生蛀牙。

这就是为什么如果一天刷牙两次不选择饭后马上刷的原因。还有，白天口水分泌得很频繁，你会讲话、喝水、吃东西，此时口中的细菌相对活跃度低，会降低酸性，蛀牙的问题也不会那么容易发生。

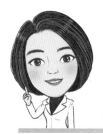

牙齿开缝的原因是什么？

牙齿开缝的原因包括：口腭功能异常，就是在吞咽的时候舌头都往牙齿顶，而没有顶在上腭前方靠近上门牙的后方；吸奶嘴的时候，上、下牙容易被奶嘴撑着；吸手指、咬橡皮擦、咬笔，还有用嘴巴呼吸等不良的口腔习惯；当然也有先天遗传的可能。

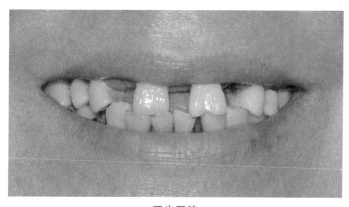

牙齿开缝

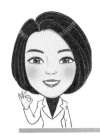

智齿必须
拔掉吗?

很多患者在临床上都会问这个问题。我帮不少矫正牙齿的患者做回诊时发现，如果没有在适当的时候先拔除智齿，其余牙齿就会被智齿所推挤，导致牙齿又一点点再度拥挤，甚至歪掉。因此牙医常常都会建议患者，当你发现智齿有点冒出来的时候就要赶紧去拔掉！智齿生长的时间是17~21岁，当你发现超过这个时间你的智齿都没有完全长出来，大概智齿也不会整颗完整萌发了，如果这时候智齿还是歪斜的，就建议你主动去拔掉，这有助于其他健康牙齿的生长与保养。很多患者坚持不拔智齿会导致第二大臼齿产生严重的蛀牙，吃东西时容易塞牙缝，甚至这个区域产生严重的牙周病，到最后都会牺牲掉可能是必须留下来的、原本是好的牙齿。

有时候大家会觉得"没必要就不要拔牙"，这个观念往往是一个很大的误区，在牙医学里面，牙医会建议患者主动拔掉一些不必要的牙齿。就我自己而言，长出的四颗智齿都被我拔掉了。甚至如果小孩的牙齿长出来的是比较拥挤的状态时，牙医还有一种治疗的方式是，预先拔掉小孩的四颗小臼齿，所以大家千万不要认为拔掉牙齿是不好的。我自己更是深深地认为，该拔的牙齿一定要尽早拔，这样才会让我们有一口美丽健康的牙齿！

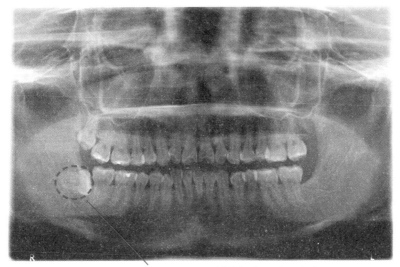

智齿歪斜的X线检查图，歪斜的智齿又称阻生齿

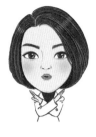

牙齿矫正的黄金时期是什么时候？老了就不能做牙齿矫正了吗？

牙齿矫正当然有黄金时期，就是我们的发育高峰期。如果是上腭发育过剩的患者，就是俗称大龅牙，或者是牙齿凌乱的患者，他们矫正牙齿的黄金时期都是在11~13岁，男生会比较晚一点，女生会比较早一点。这个时期做矫正的好处是矫正的速度会加快，稳定度会增加，所以爸爸妈妈千万不要错过孩子做牙齿矫正的黄金时期。

有很多年纪大的患者认为，自己的年纪大了，应该不能做矫正了，所以干脆就放弃。其实这个观念是不正确的。因为年纪和矫正是没有直接关系的，无论年纪大小，这些组织都是存在的，只要组织存在，我们让它移动，它还是会移动，只是速度可能会慢一点，或者是牙槽骨的高度降低的可能性会增加。但这些都不是绝对的，如果这个患者的口腔清洁做得非常好，他的身体又是健康的，那年纪大与是否能矫正就没有直接的关系了。

但是话说回来，超过60岁做矫正的患者的确不多，成人矫正的高峰期都会集中在30~40岁。因为此期间可能患者的经济能力允许了，或者是多数女性已经生完小孩了，家庭也忙到一个段落了，又或者是患者还没有结婚，进入社会之后觉得牙齿凌乱对自己的工作、社交和恋爱等有影响，所以就鼓起勇气来做矫正。大部分患者矫正的原因的确是如此，只有很少部分患者真的是为了牙齿的健康而来做矫正。

对一些年纪大的患者而言，他们希望尽量可以通过牙齿矫正的方式，把牙齿排列整齐，把一些缺牙的空间让牙医来做重建的工作。这样牙医接下来修磨牙齿的量就会大大降低。

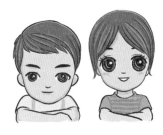

牙齿矫正的黄金期：
发育高峰期11~13岁

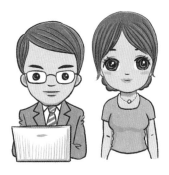

成人矫正的高峰期：
30~40岁

 潘医生温馨提醒

牙齿矫正与年龄大小没有绝对关系

　　我们可以比较一下，一个三十几岁患有严重牙周病的患者，和一个七十五岁没有牙周病的患者，两人一起做牙齿矫正，矫正后的结果可能是三十几岁患有牙周病的患者牙齿的稳定度比七十五岁没有牙周病的患者差，并且牙槽骨吸收量可能会比七十五岁没有牙周病的患者严重。这种情况在临床上很常见。

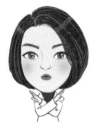

沐浴乳、洗发精、牙膏等日常清洁用品是哪一个专业领域研发的呢？是皮肤科，还是牙科？

扫二维码观看免费视频《洁牙泡泡》

都不是，它们是化工和相关专业领域的产物，这些专业领域的研发人员大都不太了解产品中的化学成分对人体的影响。制造这些产品的公司多数会朝着几个方向研发：第一，产品要不容易变质。第二，大众的接受程度要较高，比如香味、发泡程度、使用后的感受等。第三，压低成本，一般而言，越大的公司、越知名的品牌，越需要压低成本来迎合股东们的要求。我们每天使用的牙膏会直接接触口腔，口腔黏膜不像皮肤有角质层，舌底富含毛细血管，丰富的毛细血管和小伤口很容易将一些微量化学物质吸收到体内。实验证明大家并不能通过漱口把口中残留的微量化学物质漱干净，反而会通过后续的饮食吞入体内。现今牙龈红肿、出血的人

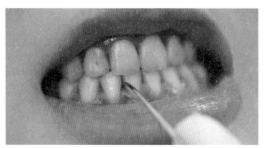
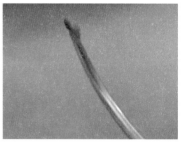

实验证明大家并不能通过漱口把口中残留的微量化学物质漱干净

比比皆是，所以要注意牙膏的成分。

　　我有很多牙周病和缺牙重建的患者，他们的牙龈总是红肿，不够健康，我常常建议他们多刷几次牙以去除牙菌斑，让牙龈更健康。但讽刺的是，我明明知道市售牙膏充满各种研磨剂、发泡剂、抗菌剂、防腐剂等，但又建议患者多刷牙，让他们增加和化学成分的接触频率，虽然这些成分的剂量在合理范围内，但我的内心也非常矛盾。直到我怀孕，即将成为一个母亲，更是害怕小孩会误吞牙膏，让牙膏里的化学成分对身体造成影响，于是我便有了研发纯天然洁牙用品的念头。

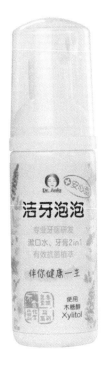

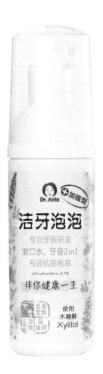

安心型洁牙泡泡：适合儿童、孕妇、牙龈健康者及一般成人长期使用

加强型洁牙泡泡：适合牙龈红肿、发炎、出血，牙周病、口腔手术后、熬夜或有吸烟习惯者等使用，宜与安心型交替使用。内含氯己定，是专门针对牙周病细菌的成分

经过多年积极的研发和成分改良，我终于研制出由天然抗菌植物的精油、纯露所提炼的洁牙泡泡，包含左手香、茶树、薄荷、丁香、木醣醇（不能被细菌分解利用，且可以取代甜味中的糖以防止蛀牙，价格是砂糖的近30倍，非常昂贵）等，不添加防腐剂、三氯生、研磨剂、香精、色素以及发泡剂等任何化学成分，就算误吞也不会对身体造成任何负担，挤出来能直接使用，让刷牙更有效率，并且每次用量比一般市售牙膏少很多。希望洁牙泡泡能够让大家都拥有干净的牙齿。

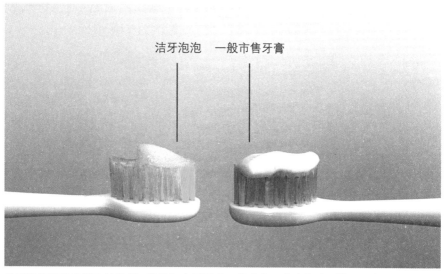

洁牙泡泡　一般市售牙膏

洁牙泡泡挤出来能直接使用，并且每次用量比一般市售牙膏少很多，搭配正确刷牙方式，便能有效去除牙菌斑，让牙龈、牙齿更健康

潘医生温馨提醒

对于市售牙膏富含化学成分，许多专家都说，刷完牙把口漱干净即可。但临床试验发现，就算漱口100次也无法将口中的化学成分漱掉。因此，为了健康大家尽可能地选择纯天然成分的洁牙用品。

PART

2

婴幼儿的牙齿护理

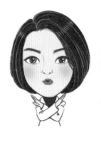

刚出生的小孩没有牙齿，所以不用刷牙吗？

扫二维码观看详细文章《0~1岁宝宝的口腔期要注意什么呢？宝宝没有牙齿就不用刷牙吗？》

刚出生的小孩虽然没有牙齿，但家长也要帮他清洁牙床，并在小孩的口中模拟刷牙的动作。家长最好每天用温水蘸湿纱布，让小孩侧躺着，帮他清洁一次牙床及口腔黏膜。如果家长每天都帮小孩清洁口腔，会使他逐渐习惯清洁口腔的动作。当长牙的时候，家长再帮小孩清洁牙齿，他会比较容易接受。

0~1.5岁是口唇期，小孩似乎要利用嘴巴尝尽世间的一切。不管是他的手脚、围兜，还是手上拿得到的东西，他都会往嘴巴里塞。所以在长牙前，家长让他咬一些有助于清洁口腔的小工具，除了满足小孩口唇期的需求以外，还可以顺带刺激他的脑部发育，这是很重要的！

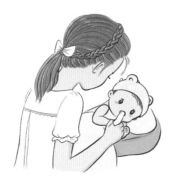
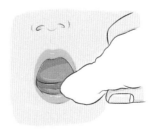

没有牙齿也要清洁牙床，在小孩的口中模拟刷牙的动作

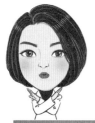

刚长牙的小孩因为牙齿小，
不用刷牙只要漱口就可以吗？

刚长牙的小孩当然还是要刷牙，因为只要有牙齿就有发生蛀牙的可能！如上文提到的，建议家长可以先用纱布或者儿童专用的牙刷来清洁小孩牙齿上面的牙菌斑。在喝完奶之后或者是进食完之后先让小孩喝温开水，降低他口中的酸性，这样就不容易让牙齿脱钙而产生蛀牙！所以不管是大人还是小孩，牙齿是大还是小，都一定要将牙齿上面的牙菌斑清洁干净！

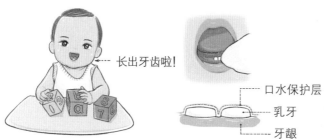

长出牙齿啦!

口水保护层
乳牙
牙龈

虽然我们的口水有缓冲口内酸性的作用，并且它可以把牙齿上的牙菌斑清洁干净，但喝完奶及进食后还得用温开水漱口，从而降低蛀牙的发生率

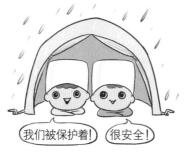

我们被保护着! 很安全!

没有那么容易让我们的牙齿脱钙，就不会长蛀牙了

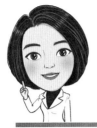

宝宝牙齿发黑
是为什么？

这就是所谓的"奶瓶性龋齿"，通俗地讲就是乳牙发生严重的蛀牙。一些宝宝白天贪玩都不太喝奶，父母就会利用晚上睡前让宝宝多喝一点奶。当奶残留在嘴巴里面经过发酵以后，容易快速滋生细菌，细菌产生的酸性物质非常容易让牙齿表面脱钙，会让硬硬的牙齿变软。牙齿变软之后就像海绵一样吸附色素，而食物氧化后多数会变成黑色，会被吸附在变软的牙齿表面。因此牙齿也会发黑。

避免奶瓶性龋齿，最根本的方法就是家长在宝宝喝完奶后再给他喂些水，第二天早上再认真地帮他清洁牙齿，如果一天能早晚清洁两次牙齿就更好了。

潘医生温馨提醒

口腔卫生习惯要从小养成

从孩子出生开始，家长就要把给他清洁牙齿这件事情做好，然后训练他自己清洁牙齿（尤其是刷牙），教会他牙齿保养以及预防蛀牙，还要让孩子杜绝不良的口腔习惯。家长在日常生活中多注意，后续工作就会很简单，最多就是小孩因为遗传而导致牙齿凌乱，只需做牙齿矫正就可以了。如果家长一开始就没有注意让小孩养成良好的用牙习惯，那么你可能会在人生的不同阶段都要花钱来处理他的牙齿。

曾经有一个医生说，每个人一出生就有价值六十万元的牙齿在嘴巴里了。意思是说，你做一口牙差不多就是六十万元，有些人六十万元是一直存着的，但是有些人的六十万元，父母虽然给你了，但是你没有好好保存，你可能就会失去它们，并且还要再花钱去做重建。

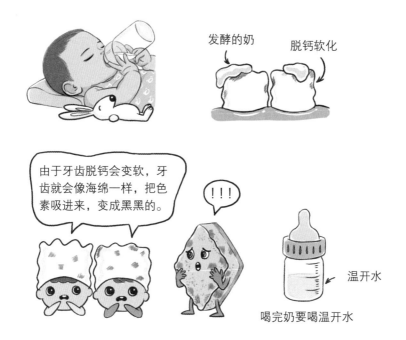

发酵的奶

脱钙软化

由于牙齿脱钙会变软，牙齿就会像海绵一样，把色素吸进来，变成黑黑的。

！！！

温开水

喝完奶要喝温开水

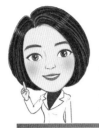

牙齿容易有蛀牙
是先天遗传的吗?

扫二维码观看免费
视频《如何打败约
会克星——大蒜、
洋葱》

人体的各个组成部分都和遗传有关系,而蛀牙和牙齿脱钙有关系,患者先天牙齿牙釉质的钙化程度,也影响着蛀牙是否容易发生。同样的条件下,钙化程度比较差的人比较容易患有蛀牙。假如一个人牙齿牙釉质的钙化程度只有70%,和一个钙化程度达到80%的人相比,当然是钙化程度只有70%的人容易有蛀牙。时间是另外一个影响因素,随着年龄的增长,牙齿的钙化程度会越强,就越不容易有蛀牙。在相同的条件下(包括同样的刷牙次数、相同的牙菌斑数量),儿童比青年人容易蛀牙。把儿童的牙齿和青年人的牙齿拿来做实验,就可以得出很明显的结果,儿童的牙齿比较容易脱钙,就容易有蛀牙。牙齿的钙化是以年来计算的,青年人和儿童差了好多年,所以只要养成良好的口腔习惯,年纪越大就越不容易有蛀牙。

小知识

身体硬组织的钙化程度

我们来看看身体硬组织的钙化程度吧。牙齿表面的牙釉质钙化程度一般为98%,牙质约60%,骨头约56%,所以牙齿比骨头还要硬呢!

虽然大家好像都会刷牙，但实际上多数人都没有把这件事情做好，所以才会有明显的蛀牙。很多患者常常说："我已经很努力地刷牙了，但是为什么潘医生还是说我没刷好？"这件事情就像很多小孩都很用功读书，但因为他的方法不对，或者他没复习到考试的题目，结果考得不理想一样。所以，如果刷牙的方法不对，或者没刷到位，出现的结果就是劳而无功。牙齿的硬度的确是先天的，但后天的保养也很重要，比如正确刷牙就可以弥补先天的不足。所以大家一定要掌握正确的刷牙方法哦！本书第118页有详细的说明和讲解，请大家记得看文字及视频。

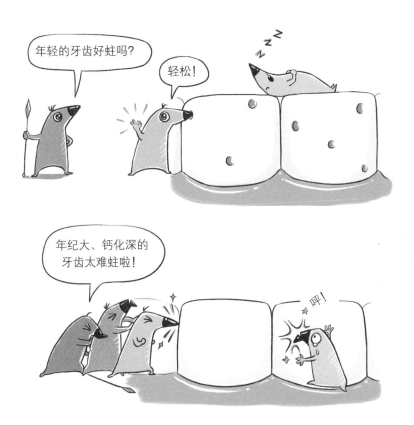

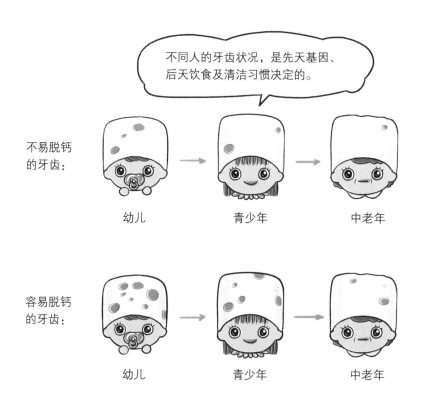

不同人的牙齿状况，是先天基因、后天饮食及清洁习惯决定的。

不易脱钙
的牙齿：

幼儿　　　　　青少年　　　　　中老年

容易脱钙
的牙齿：

幼儿　　　　　青少年　　　　　中老年

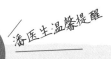

潘医生温馨提醒

先天不足后天补，正确有效地刷牙是维护牙齿健康的助推器

　　相比较而言，先天牙齿好、习惯好，牙齿就会是好的状态。若是先天牙齿不好、习惯又差的话，就会是差的状态。先天条件是无法决定的，唯一能控制的就是洁牙习惯，所以你应该尽力把牙齿刷干净。说到这里，大家是不是开始意识到正确刷牙的重要性啦！

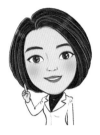

有什么样的好方法让小孩不容易有蛀牙呢？

扫二维码观看免费视频《宝宝有蛀牙！我是不是坏妈妈？》

家长要做的有两件事情：第一，在婴儿阶段（小孩还不会刷牙的时候）把小孩的牙齿刷好；第二，当小孩有能力自己刷牙的时候，教小孩自己把牙齿刷好。所以说来说去就是要正确刷牙。当然也有辅助的方法，例如定期涂氟、吃氟锭，以及使用牙菌斑显示剂，这些方法都可以辅助家长教小孩把牙齿刷好。这部分内容大家看视频就清楚啦！

🔍 **小知识**

为什么乳牙比较白

因为恒牙钙化得比较多。钙化的方式是慢慢沉淀，所以牙齿颜色会越来越深，也就是说钙化越厚实的越黄、越薄的越白。乳牙的钙化程度没有恒牙重，所以显得比较白。

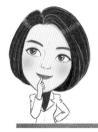

乳牙抽牙神经会影响恒牙发育吗？

在细菌还没有感染到牙胚的时候，抽牙神经是防止细菌入侵的好方法。但是如果蛀牙的细菌已经入侵到恒牙的牙胚，就可能会使恒牙发育受损，导致牙齿表面不平、有白斑，或者出现牙面畸形等情况。抽牙神经是为了清除根管里面以及软组织（神经、血管）中的细菌，但是任何医疗都会有一定的风险，如果乳牙的牙根已经被恒牙吸收得几乎都没有了，医生在处理的时候，挫针就有可能伤到恒牙牙胚，但这个概率不是很高。

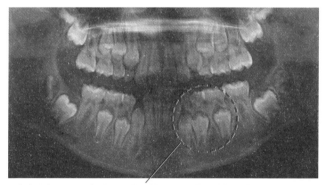

发育期恒牙牙胚在乳牙下方，抽乳牙神经时恒牙容易受到伤害

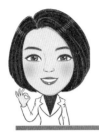

乳牙缺牙了，
要做假牙吗？

不管小孩之前因为什么原因被牙医拔掉牙齿，当时如果没有做空间维持器，邻牙就会往有空间的地方挤，进而影响恒牙长出来的位置。所以遇到小孩缺牙的情况，最好做乳牙的空间维持器，免得以后花大钱。还有一种情况，如果乳牙有蛀掉缺损，那对咬的牙齿一定会往有空间的位置长。这样一来，小孩可能出现整个牙床骨歪斜的问题。这时候的处理方式就是做金刚牙（乳牙的假牙），虽然金刚牙一点都不漂亮，但为了维持牙齿的咬合、空间以及咀嚼功能，金刚牙还是得做。

为了避免小孩缺牙，家长在小孩有小蛀牙时就要赶快去处理，不要等到小蛀牙变成大蛀牙，甚至最后要拔牙，当然最好是预防蛀牙的产生。归根结底，家长还是要照顾好小孩的牙齿，让他掌握正确的洁牙方式并执行好。

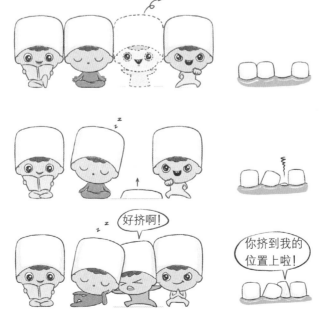

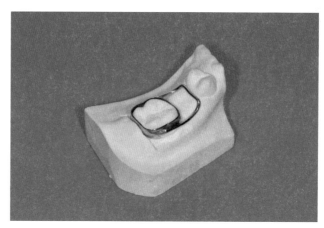

空间维持器
（图片由美加齿腭矫正研制中心提供）

潘医生温馨提醒

乳牙缺失不可小觑

乳牙虽然都要换成恒牙，但是换牙的过程长达6年。6~12岁是混合齿列时期，如果小孩有多颗缺牙，那他这段时间要怎么吃饭呢？请家长想想看，你觉得要不要处理呢？当然是越早处理越好。小孩缺了一颗牙，他咬东西是不是就不容易咬烂了呢？缺两颗三颗的时候，咀嚼功能就会越来越差。试想一下，如果小孩口中没有几颗牙齿，那很多食物都无法享用，这样他会不会越来越瘦、身体素质越来越差呢？

良好的牙齿咬合以及正确的咀嚼方式（细嚼慢咽）对脑部皮质有正向的影响，也会明显提高学习注意力。所以大家千万不要小看牙齿，它虽然在身体里面只是很小的一部分，但影响力是很大的。家长也不要认为乳牙会被换成恒牙，即便有问题也不处理，这会让你得不偿失。

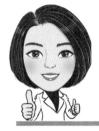

乳牙换牙时，如何让恒牙长得健康又整齐呢？

如果牙齿本身的牙胚位置非常零乱，那么要让它长出非常整齐的牙齿是不可能的。我们可以通过以下三种方法来预防这种情况。

1. 杜绝不良的口腔习惯，比如吸手指、舌头顶牙齿、咬笔、咬指甲、咬橡皮擦等。

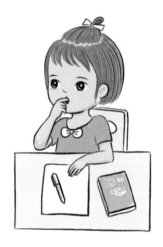
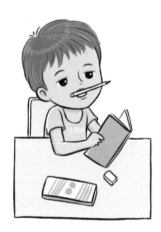

2. 注意小孩恒牙长出来的时候乳牙是否已经掉落，如果恒牙已经长出来而乳牙还没有掉落，就要让牙医将乳牙拔掉。如果没有及时拔掉，可能会影响恒牙的生长方向，也可能会在恒牙及乳牙中间的缝隙里面藏污纳垢，造成发炎。

3. 不要让小孩的乳牙有蛀牙，这也是让小孩的恒牙长得健康的关键。如果乳牙有蛀牙，并且蛀得太严重的话，就会产生牙髓炎，细菌会通过牙髓引发牙槽骨感染，继而影响恒牙牙胚发育。其影响牙胚发育的程度是无法预测的，比如恒牙长出来的时候，牙釉质钙化不完全，牙釉质很软，很容易剥落而产生蛀牙；或者牙齿的形状会变得很奇怪，不是一颗标准牙齿的形状；或者牙齿上有白色、咖啡色的色斑，甚至牙齿会崩掉变得不完整等。

所以家长能够做的就是，尽量让小孩的乳牙不要有蛀牙，不要让小孩养成不良的口腔习惯。假如小孩乳牙真的有蛀牙，那就赶快去做治疗，可以给小孩装上俗称的金刚牙。当牙齿蛀得很严重，牙医建议拔除的时候，记得要佩戴空间维持器，否则恒牙也有可能长歪。不过长得歪还是长得正多数都是遗传的，但多注意上面所说的，也能起到一定程度的作用。

如果以上三个预防措施家长都做到位了，但小孩的牙齿长出来还是凌乱的话，那你确实要准备为小孩做牙齿矫正了。

潘医生温馨提醒

尽量给小孩吃需要咀嚼的食物

良好的咀嚼，脑部接收的信息会比较正向，也会提升小孩的学习注意力，家长一定要把这个记下来哦！尽量给小孩吃需要咀嚼的食物（自然生长的、纯天然的），家长千万不要为了宠小孩买太多零食给他们，这些零食几乎不太需要咀嚼，像面包、薯片、饼干的咀嚼次数就已经很少了。而蔬菜、五谷杂粮、肉类都需要多次咀嚼，想要小孩脸形发育得漂亮的话，通过正向的咀嚼是有帮助的。如果小孩每次吃饭都囫囵吞枣，不仅他的脸形会变得不够漂亮，嘴唇、舌头也会出现一些异常，我们称之为"口腭功能异常"。口腭功能异常对小孩的吞咽、说话、学习注意力以及脸形都有影响。

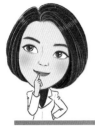

如何在乳牙期做好预防工作，才能使恒牙长得健康又漂亮？

从饮食方面而言，基本上不可能做到吃某种食物就没有蛀牙和不得牙周病。因为我们身体的运转是非常复杂的，你不会吃了A进去，然后A就能会发挥作用，它会经过身体的消化器官、代谢器官和吸收器官等很多的器官组织，最后这个物质会不会到达你希望的目标位置就无法得知了。

其实只要营养均衡，就会对整个身体的运作有帮助，牙齿也会发育得比较好。牙齿是钙化形成的，因此大家可以多吃有助于钙化的食物，比如深绿色蔬菜、黑芝麻等，这些内容可以参照营养学知识去补充。而预防蛀牙的最好方式还是要掌握正确刷牙的方法。

潘医生温馨提醒

家长应注意小孩的不良口腔习惯

开颌就是前牙萌出不足，后牙牙槽发育过度，导致上下牙齿咬紧的时候，上腭前牙完全没有覆盖到下腭前牙，中间留有间隙，它是咬合不正的状况之一。像吸手指或吸奶嘴，还有把舌头塞在上下牙的中间（就是顶住牙齿），都容易导致开颌。开颌有什么影响呢？在小孩发音的时候，有很多齿音就会发不清楚，讲话有明显的大舌头的感觉，而且还会影响脸形的发育，观看小孩侧面的时候，觉得他嘴巴凸凸的。

其他不正确的口腔习惯，像用口呼吸或舌头摆放位置错误等，会造成咬合不正的其他状况，比如深咬、戽斗、上腭发育不足等。家长越早发现问题并予以导正，小孩的牙齿排列越不容易乱掉。因此注意小孩的不良口腔习惯很重要，可以让家长日后省下小孩矫正牙齿的费用。

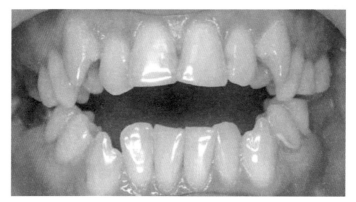

牙齿开颌

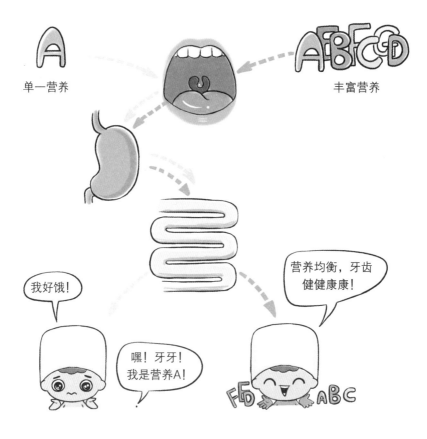

单一营养

丰富营养

营养均衡,牙齿
健健康康!

我好饿!

嘿!牙牙!
我是营养A!

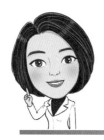

小孩预防恒牙蛀牙的
方法有哪些?

从十个月到五六岁的孩子都处于乳牙的生长期,之后是恒牙的生长期,所以一般牙医会建议患者在恒牙长出"第一颗大臼齿"的时候就去做窝沟封闭。如果你是比较谨慎的家长,预防工作可以做得更早一些,可以考虑给孩子做乳牙两个大臼齿的窝沟封闭,虽然乳牙的大臼齿会被替换掉,但上面一样有沟纹,也比较容易形成蛀牙。所以家长可以在小孩能配合的情况下,带他到牙医诊所先做乳牙的窝沟封闭。然后差不多到六岁的时候,家长要非常留意孩子的大臼齿,刚长出来就要赶快去让专业牙科医生做大臼齿窝沟封闭的评估。因为六岁左右的小孩,很难认真地刷到牙齿的每一个面,所以这是一个不错的预防方式。最后,家长要记得,平时也要帮小孩检查他的牙齿是否刷干净了,并且定期让牙医检查。

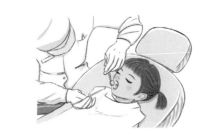

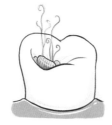

凹凸不平的沟纹容易
残留牙菌斑、食物残渣

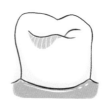

把沟纹封起来,
减少蛀牙概率

　　但是有一种情况是，牙齿已经开始有一点蛀了，那你又很想给小孩的牙齿做窝沟封闭，怎么办呢？以前没有合适的工具，对于这个问题其实是无解的。但现在可以考虑用激光把上边的牙菌斑以及细菌汽化掉再去做窝沟封闭，这样就不怕细菌还残留在牙齿里面了。

　　此外，宝宝从出牙开始就可以补充氟锭，它不是药，是补充品，偶尔可以用含氟漱口水，还可以每隔3~6个月在牙齿上涂氟。但是在涂氟前，一定要把牙齿先刷干净，让氟能够真正完全地接触到牙齿表面，效果会比较好。千万不要在小孩还没有刷牙、牙菌斑非常多的情况下就给牙齿涂氟，因为氟无法直接接触到牙齿，效果会大大地降低。

　　另外，我非常推荐牙菌斑显示剂。小孩刷完牙以后就将牙菌斑显示剂涂在牙齿上面，碰到牙菌斑它就会变成粉红色，小孩就能知道自己哪些地方没刷干净。家长可以对小孩说："你刚刚不是已经刷完牙了吗，为什么你的牙齿上面还有那么多的牙菌斑呢？说明这些位置你是长期刷不干净的，请你再去刷一遍，要把粉红色的部分刷掉。"

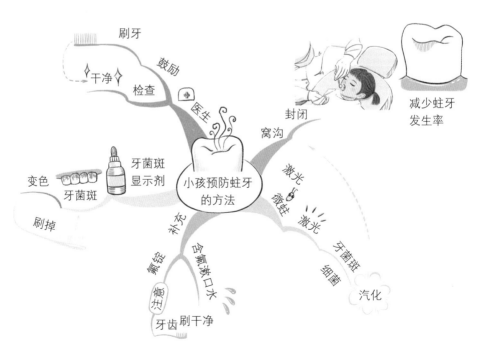

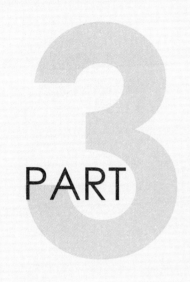

PART 3

青少年的牙齿护理
与牙齿矫正

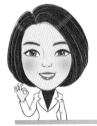

用口呼吸会影响脸形发育吗?

扫二维码观看详细文章《口腭功能异常影响脸形及牙齿,你知多少?》

当然会!因为用口呼吸会影响前牙的咬合,用口呼吸的青少年常常会使牙齿咬合不良,多数会出现龅牙、嘟嘴、开颌的情况,从而影响下半部脸的骨架,导致脸形不够漂亮。用口呼吸的青少年往往伴随着不良的口腔习惯,但也可能是鼻子过敏引起的。另外用口呼吸还跟强吞咽有关,舌头经常放在下腭,吞水时也顶着下排牙齿,这就叫作"口腭功能异常"。有关口腭功能异常的知识,大家可以参考"魔法牙医"微信公众号的历史回顾,里面有童元钰医生写的文章,讲得非常清楚。因为这是一个比较新的概念,传统牙科知识没有提及,所以大家一定要花时间理解清楚,以后去做牙齿矫正才会事半功倍。如果你想要改善牙齿的不良咬合状况,就应该从修正不良的口腔习惯着手,尤其是用口呼吸的习惯。我会建议患者"含水跑步",强迫自己用鼻子呼吸,而不是用口呼吸。

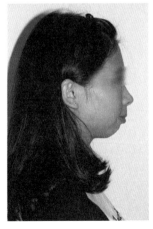

下巴太小或后缩,就像小鸟嘴

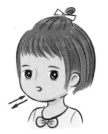

用嘴巴呼吸

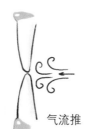

气流推

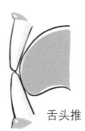

舌头推

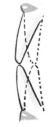

上下腭的
牙齿往前凸

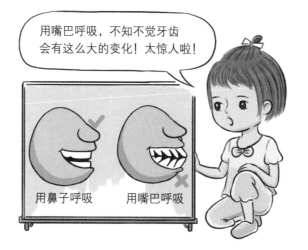

用嘴巴呼吸，不知不觉牙齿
会有这么大的变化！太惊人啦！

用鼻子呼吸　　用嘴巴呼吸

潘医生温馨提醒

咬合不良影响学习注意力

有研究发现，小孩如果咬合不良（上下牙齿的咬头和咬窝没有对好），吃东西就会囫囵吞枣，并且他产生躁动和学习注意力不集中问题的可能性就比较高。但如果小孩把牙齿的咬合调整过来，又懂得细嚼慢咽，追踪发现，他的学习注意力和成绩会有非常明显的提高。

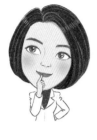

我同学吃糖果睡觉都不会有蛀牙，但我为何怎么注意刷牙都会有蛀牙？

扫二维码观看免费视频《真苦恼！定期检查还是有蛀牙！》

这里有两个原因，一个原因与遗传有关，这个同学的牙齿先天钙化良好（齿质比较硬），而你的牙齿先天钙化不良，当然在相同条件下，他就不容易有蛀牙，你就容易有蛀牙。

另外一个原因，可能和口水分泌的量和浓度有关。你分泌的口水比较少、比较稀，就不容易缓冲掉口中酸的和甜的食物，就容易有蛀牙。其实不瞒大家说，我在没有学牙医之前，没有什么护牙观念和习惯，晚上常常不刷牙，念初中的时候曾经吃完午餐就含着糖果睡觉，一含就是一两个小时，但是至今我没有蛀牙。后来我当了牙医回想了这件事情，发现尽管我含着糖果睡觉，但是当我醒来的时候，口水会分泌得比较多，而且也不会非常稀，口水起到了缓冲液的作用，缓冲掉了口中的酸性物质，让牙齿不容易脱钙，就不容易有蛀牙。

所以牙齿钙化的程度、口水的量和浓度都会影响你是否容易有蛀牙。

说实在的，这两件事情，你是没有办法改变的，所以你只好通过后天去改善，比如努力地刷牙、吃完甜食后就马上用温开水漱口，尽量创造比较不容易生成蛀牙的条件，这样才能将有蛀牙的概率降低。总体来说，就是你有蛀牙了，一定要去治疗，然后剩下的牙齿一定要认真地刷干净并做好保养。记住，保养重于一切。

具体来说，产生蛀牙就是口中嗜酸的细菌得到它很爱吃的东西，然后放出腐蚀牙齿的酸性物质来让牙齿脱钙，久而久之牙齿的牙釉质便会被破坏，形成比较脆弱的小蛀斑，如果继续恶化则会形成牙洞，即蛀牙。在临床上我看到有一些患者，整个牙根都被蛀了，原因就是这个患者可能很爱吃酸的，爱喝酸的，累积在牙齿上面的牙菌斑也要吃吃喝喝，它就会把食物收集起来，而且牙齿上面凹凸不平，像海绵一样会吸附食物和酸，所有的东西都吸在那里，那个位置当然最容易脱钙，最容易被蛀，所以那个地方你要认真刷，刷到最后可能会让牙齿钙化得硬一点，不那么容易被蛀。

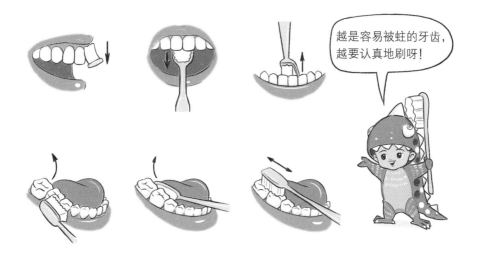

越是容易被蛀的牙齿，越要认真地刷呀！

　　我有一个患者，因为罹患癌症，做了下咽癌的放射性治疗，烧毁了下颌腺（就是耳朵周围一个很大的唾液腺），因此他的口水分泌量比一般人少了许多。少了口水缓冲口中酸性物质这道预防蛀牙的自我防御机制，他就很容易患根部蛀牙。在我还在念牙医系时，老师讲过，癌症患者做过放疗之后，大概六年都不能够进行口腔手术，为了避免这段时间患者产生蛀牙造成牙痛而不能拔牙的情况，就会采取预防性拔除的处理方法，先拔后牙，因为患者很难照顾得到后牙。这个方法对癌症患者来说很残忍。后来技术发展到每天戴氟托来预防蛀牙，但是预防归预防，还是很难做到牙齿根部没有蛀牙，因为癌症患者口水的分泌量实在太少了，所以临床上常常看到他们的牙齿根部会被慢慢蛀掉。而且这些患者通常年纪比较大，手部操作不灵活，改变他们的刷牙方式以及要他们正确刷牙其实并不容易，所以后来我就会建议他们做全瓷牙冠把容易蛀掉的牙根整颗保护住。像上面案例中的这个患者治疗了八年了，追踪效果非常好。当遇到一些特殊的案例时，处理方法就要很正确。这也再次印证了口水分泌量、正确刷牙、牙齿本质的钙化程度都与你是否容易有蛀牙有很大的关系！

小知识

为什么嚼口香糖有助于预防蛀牙

　　牙齿健康也与口腔习惯有关，比如你会一直想要分泌口水，然后把牙齿上面的一些酸性物质冲刷掉，这是你自己清洁牙齿的一种能力，能缓解牙齿上的酸性。有些人吃完东西之后嘴巴都不动，好像在发呆，嘴巴都是张开的，他们的口水就会分泌得比较少，口中的酸性会比较高，因为口水不能够把酸性物质冲刷掉，所以他患蛀牙的概率就会比口水分泌得比较频繁的高。这就是为什么广告都会告诉大家"嚼口香糖有助于预防蛀牙"的原因，其实是嚼口香糖促进口水分泌能预防蛀牙而不是口香糖的成分会帮你预防蛀牙。所以大家要了解原因，才不会把一些观念理解错误了。

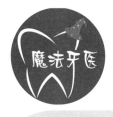 真 实 案 例

矫正口腭功能异常

Before
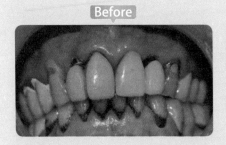

After
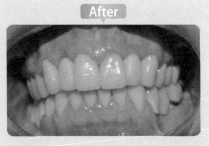

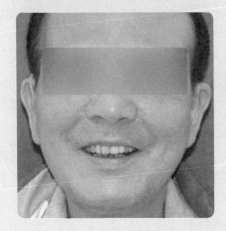

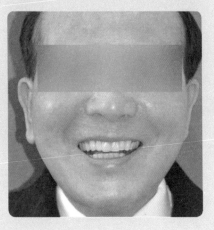

　　8年前，我因为鼻咽癌要进行放射治疗，唾液腺都萎缩了，牙根很容易被蛀，已经拔掉的牙齿都必须做种植牙。很多医生都不敢帮我处理，但潘医生说可以利用不同种类的激光辅助治疗，让我的牙齿又有了一线生机。

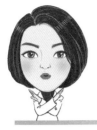

拔掉的智齿
可以再利用吗？

绝大部分被拔掉的智齿都不适合再被利用，因为智齿的牙根与其他牙齿的牙根相比，在形状上大多不相符。但是偶尔也会遇到智齿拔掉后可以用在其他牙齿的情况，也就是即拔即种。

早期我也帮患者做过即拔即种的处理，这相对而言比较麻烦。因为你拔完牙齿之后，要先把牙齿神经处理好才能种回去。种的时机在半小时内会比较好，这样存活率比较高。种进去之后，也必须要有一个非常稳定的环境，就是你的舌头不要去推挤牙齿，而且前后必须固定住。如果你前后没有真牙，那么这个术式也不太可能成功。

即拔即种的处理方式有比较多的条件限制，还有很多步骤，花费也不见得十分便宜。即便种进去了，还有相当比例的失败率。就使用时效而言，也无法保证能用很久，更别说一辈子了。而且抽过神经的牙齿比较脆弱，就像干竹子，受力稍大就会裂掉，因此还需要套牙套（做假牙）去保护它。

你看即拔即种要做那么多事情，一般医生不太会建议你做，也不见得会帮你进行这样的处理。所以你不如直接去植一颗牙，除了感受上会比较快速、不会那么麻烦以外，后续的不确定性也会降低。

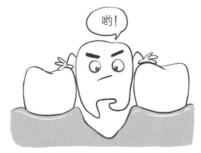

智齿的牙根形状与其他牙齿的牙根形状多数不相符

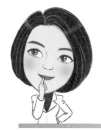

牙痛的原因是什么？

扫二维码观看详细
文章《牙痛对怀孕
的影响》

有句话大家都听过，"牙痛不是病，痛起来要人命"，原因就是牙齿突然被蛀到神经腔，此时牙齿周围就会突然很痛，这种症状就被称为"急性牙髓炎"。一般急性牙髓炎没有前兆，不是牙齿今天痛一点、明天再痛一点、后天才很痛，通常是突然很痛。蛀牙由细菌引起，细菌吃东西之后会有产物，其中一种产物就是气体，这些气体会在牙髓腔里慢慢膨胀继而压迫到活的牙神经，你就会很难受。有些患者甚至牙齿痛得想要撞墙、打滚。因此有时候治疗急性牙髓炎都不用上麻药，牙医直接在患者的牙齿上钻一个洞透透气，牙齿内的压力释放了，牙齿的酸痛程度就会减轻许多。

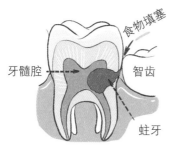

蛀牙的洞是水滴状，
外表是小孔，里面洞很大

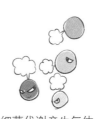

细菌代谢产生气体

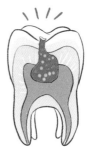

在牙髓腔造成
膨胀、疼痛

在这要提醒你，牙齿不痛之后还是要做完后续的所有治疗，这样才能够保有这颗牙齿让你继续使用！临床上有不少患者就是牙齿不痛了就先不处理，到下一次回诊的时候就要拔牙了，实在是非常可惜。每个拔牙的患者都会和我说他很后悔没有及时把牙齿处理好，总是不痛就先不管。这也是一个牙科误区，牙齿是无法自我修复的，一定要靠治疗来修补与重建。所以如果你错过了修补的好时机，接着就会失去这些牙齿，失去牙齿之后，牙槽骨（牙床）就会慢慢变窄，到时候你就算有再多的金钱也换不回原有的牙床条件了。"预防胜于治疗"，还有"病向浅中医"，这些永远都是对的，要记住！这样才会让你少花很多冤枉钱在未来治疗牙齿这件事情上！

刚刚提到有些患者觉得"牙齿不痛就不管"，还有一些患者，当下牙齿很痛，但是忙碌得没时间处理就只好忍着，几天后牙神经就可能已经腐败坏死，牙齿再也不会痛了，这种情况就是牙齿从急性牙髓炎转成慢性牙髓炎，又或者是转成神经坏死，其后果就是细菌可能会通过牙齿的神经慢慢穿过根尖到达牙槽骨，最后病情会变成根尖周囊肿。对患者而言，就会花费更多的时间、金钱和精力去治疗，甚至会因此引发急性感染而导致牙齿松动被拔掉。如果牙齿根尖发炎你又已经做了假牙，牙医还可以做根尖切除手术，但是根尖手术有一定的失败风险，这是在所难免的。所以我真的建议大家有小蛀牙时就赶快处理，千万不要让它变成中蛀牙、大蛀牙、急性牙髓炎、慢性牙髓炎、神经坏死，甚至变成根尖周炎或根尖周囊肿，变成急性根尖周囊肿而导致牙齿被拔除，这些结果其实常常都是蛀牙引起的。

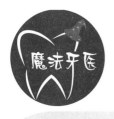

魔法牙医 真 实 案 例

为什么要找专科根管医生？

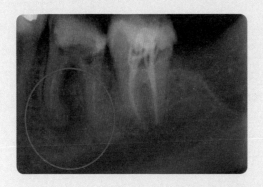

　　根管治疗需要将牙根内部的根管腔清除彻底，避免残留的牙髓组织坏死后影响根尖周围组织，需要牙医拥有精密的技术与丰富的经验。图中病例为他院医生给患者进行根管治疗时清除方向未调整适当，导致根管下半部无法顺利清洁，造成治疗结果不完全，并且影响根尖周围组织，引发骨头的发炎吸收，导致患者感到不适而寻求我院的治疗。

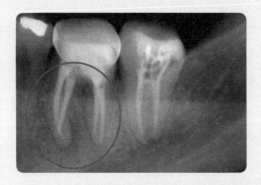

　　此病例经本院医生重新治疗后将根管彻底清洁与充填，移除了根管内对根尖组织的发炎刺激，根管外的根尖周围组织也因此获得修复，解决了患者生活上的难题。

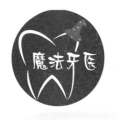 真实案例

显微根管治疗与传统治疗的差异

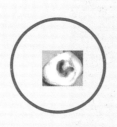 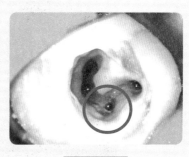

双眼裸视　　　　　　　　　　　　　　**显微检查**

　　传统治疗裸视状态下视野十分受限，而在显微镜放大的视野下可以详细检视根管内各种复杂的情况，包括根管内分支侧根管、根管内破孔等，都可以在显微镜的检视下获得治疗。图中病例是转诊过来的，经由显微镜检查发现根管内破孔，接受治疗后的患者牙齿问题已得到解决，同时也改善了生活品质。

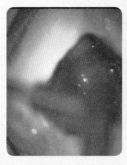 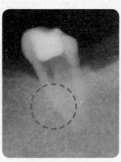 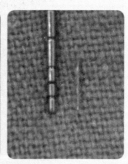

　　此病例为传统根管治疗中器械发生断裂，由于他院医生无法处理而转诊到我处，在显微镜的详细检视下，通过精准的显微定位，最后成功将器械从根管内移除，使病人顺利获得治疗。

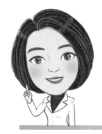

哪些情况下
牙齿非拔不可？

扫二维码观看详细
文章《太可怕了！
这些牙不拔，会让
身体变成坟场》

第一种情况是由蛀牙引起的严重根尖周囊肿，囊肿已经侵蚀到牙槽骨，导致急性发炎，这时如果不拔除牙齿可能导致致命的感染。

第二种情况也是由蛀牙引起的，整个假牙冠已经蛀坏崩裂而变成残根，这颗牙齿要进行重建时当然必须先拔除残根。

第三种情况是由严重的牙周病引起的，当牙齿周围的组织已经被严重破坏并且发生感染的时候，患者的牙周组织除了常常流血有脓，甚至还会疼痛异常，这时牙齿也是非拔不可的，因为这是牙齿周围的整个组织的感染和破坏，如果再不处理可能也会有致命的危险。

很多患者都有这个困惑："明明我被拔出来的牙齿是好好的，为什么医生还要把它拔掉呢？"在这里我必须要跟大家解释一下，牙周病是牙齿周围的组织产生的疾病，包括牙龈发炎、牙槽骨萎缩等都算在内，这些牙齿周围的组织如果已经遭到非常严重的感染和破坏，尽管这颗牙齿不是蛀牙，医生还是会建议你趁早把这个感染源拔除，否则你的牙槽骨会处于长期发炎的状态，这样可能导致更严重的身体方面的感染。

还有一种情况就是患者因为咬到硬物或者咬到自己的对咬牙而产生的牙齿断裂或者根部裂痕，当这个裂痕延伸到牙槽骨的时候，这颗牙齿是无法修复的，只能选择拔除。否则裂痕会把口腔中的细菌引入牙槽骨进而进入人体内部，当然也有可能引发严重的感染。如果只是在牙冠部分崩裂了一小块，就不需要拔牙了，可以通过做牙冠或者抽完神经再做牙冠来修复牙齿。

从专业角度来说，以上这几种情况下牙齿都是非拔不可的。如果在这

牙齿非拔不可的情况

根尖周囊肿	蛀牙引起的严重根尖周囊肿，牙槽骨被侵蚀，导致急性感染
蛀牙成残根	蛀牙蛀到剩残根，不适且发生感染
牙周病	已到末期牙周病，摇晃非常严重，或牙周已发生严重感染
牙裂	牙齿裂到牙槽骨

几种情况下患者坚持不拔牙，尽管牙齿能保得了一时，但从长远来看却会影响患者的身体状况。

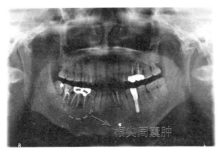

根尖周囊肿

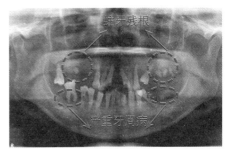

蛀牙残根、严重牙周病

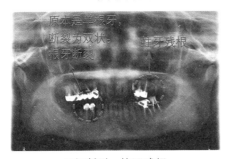

牙根断裂、蛀牙残根

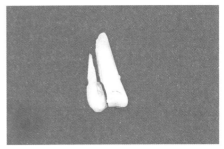

牙裂

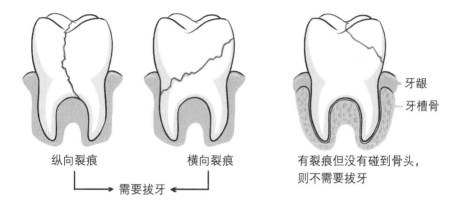

纵向裂痕　　　　　横向裂痕　　　　有裂痕但没有碰到骨头，
　　　　　　　　　　　　　　　　　则不需要拔牙
　　└──→ 需要拔牙 ←──┘

牙龈

牙槽骨

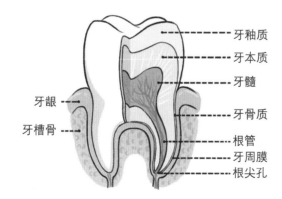

牙釉质

牙本质

牙髓

牙骨质

牙龈

牙槽骨

根管

牙周膜

根尖孔

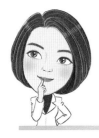

牙齿矫正
可以改善脸歪吗？

扫二维码观看免费
视频《整形逆龄，
整牙是关键》

牙齿矫正，就是俗称的箍牙，可以改善脸歪吗？这个问题在临床上也会常常遇到。脸歪其实有两种情况，一种是先天遗传，由你的基因决定，你脸部的上颌骨或者下颌骨是歪斜的；另外一种是后天造成的。

先天的歪斜除了做牙齿矫正外，还要搭配做正腭手术，或者是一些整形方面的处理，比如削骨，才能够让我们的牙齿变整齐、脸形变正。如果脸歪是后天造成的，可以通过牙科处理（就是所谓的做牙齿、做假牙的方式），或者做牙齿矫正，使脸形在视觉上看起来比较正。

后天脸歪又分为不同的情况。多数年纪大的患者脸歪是因为长期缺牙，而一些年轻人缺很多颗牙的，他们通常可能是因为蛀牙导致牙齿有崩坏而缺损。当下面的牙齿磨损之后，上面的牙齿就会慢慢掉下来了。

当你全口无牙的时候，上腭颊侧的那块骨头会往里面收，下腭的牙槽骨会往外面长，就会变成戽斗，而且上唇会有很多皱纹。所以只要缺牙，脸形就一定会改变，下巴变长，下半脸变短，造成老人的感觉。老人没有牙的时候，就会变成这样的脸形。所以当你没有牙齿时就会有这样的变化，你就会觉得怎么看起来上腭好像塌掉了，下巴就算是在原来的位置，但是咬合高度丧失，它也会往上翘起来。所以全口无牙的老人的侧面看起来脸形有些奇怪。

如果你是单侧缺牙，可能不会马上丧失咬合高度，但是没牙这边的咬肌因为平时没有训练、使用，就会萎缩、变小。单侧萎缩，加上关节一边磨损得比较多，一边磨损得比较少，所以脸部渐渐出现歪斜，接着人就会开始变得憔悴、衰老，或者是看起来不那么协调。对称是美学的一个很重要的因素，如果脸部不对称，看起来就会怪怪的。当然，左右脸非常对称的人极少，如果他们的脸部还符合黄金比例，看起来就会令人愉悦、舒服。

潘医生温馨提醒

做牙齿 ≠ 牙齿矫正

做牙齿和牙齿矫正是两件不同的事，植牙、假牙类的重建叫做牙齿，而牙齿矫正就是箍牙，两者要区分清楚。

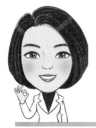

做牙齿矫正真的
可以改善脸形吗?

做牙齿矫正能否改变脸形也要看实际情况。举例来说，一个大龅牙患者，通过牙齿矫正让凸出来的牙齿退后，脸部线条一定会变得柔和，嘴巴向内了，鼻子相对来说也会变挺，下巴也会出来。而一个小龅牙患者牙齿移动得不多，视觉变化也就没那么明显。但是大部分的矫正案例完成后，因为患者的牙齿变整齐了，整个人看起来都会变美。除非医生一开始即判断患者的五官条件不好，建议加上医美项目补强，搭配上整齐的牙齿才能有亮丽的改变。

拔牙矫正和整形有异曲同工之妙。大部分整形是做减法的，大脸变小脸，把骨头切掉，然后移动。矫正的患者多数也是做减法的，比如龅牙患者可能会拔掉上下四颗牙齿，通过一年多的时间慢慢向牙齿施压，牙齿又向牙根旁边的牙槽骨施压。牙根旁边的牙槽骨，只要给它推动的力量，这边的骨头就会被压迫，被破骨细胞吃掉，然后另一边就会有张力，就会堆积成骨细胞。经过这样漫长而细微的移动，牙齿就会移到我们想要的位置上。最终达到的效果就是部分牙槽骨消失了，脸形得到改善了。

我们的舌头、嘴唇、咬肌、牙齿周围的软组织，还有颏肌（mentalis muscle），如果它们的力量大于我们给牙齿的压力，那么你的牙齿就不会乖乖地往想要的方向移动，它会被一些外来的力量，就是牙齿周围的其他软组织的力量牵引，所以它有时候就会变成奇怪的牙弓形状。所以矫正牙齿一定是具有美感和经验的医生才有办法做到的。

牙医在诊断的时候，会让患者做一些动作，以便清楚地知道患者的肌肉是否会对牙齿的移动造成影响。如果肌肉会对牙齿的移动造成影响，牙医会明确地告知患者：你这些地方会产生什么样的影响，会对你的疗程造成多大影响，你能否通过改善牙齿周围软组织的力量让矫正更顺利地进行。

潘医生温馨提醒

软组织会影响硬组织的发育

　　软组织绝对会影响硬组织的发育，比如下巴下方的某块颏肌如果很强，很多人就会长成小下巴、短下巴，或下巴后缩的脸形，就像小鸟嘴。如果脸颊两边的咬肌很强大，就会长成方脸；如果咬肌很弱，通常会是长脸形，下巴比较长。脸部肌肉微妙地影响着我们脸形的发育，舌头当然也会影响。舌头正确的位置应该是把它放在上腭，如果舌头是往外顶，上下腭很可能会发育成龅牙、嘟嘴等形状。我讲的这些都是软组织，它们对骨骼具有如此深远的影响。这些肌肉多数都是先天的，但是我们可以用后天的治疗方式来改善它们的强度，从而预防它对脸形、骨骼的影响。这个部分比较复杂，要找懂治疗的医生去处理，一般牙医可能处理不了。

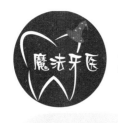 真 实 案 例

牙齿矫正改变脸形

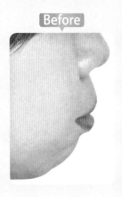
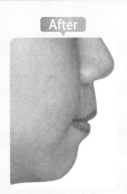

原本我是外暴的脸形，通过矫正拔牙，不但嘴巴不再翘翘的，下巴也像做过一样呢！

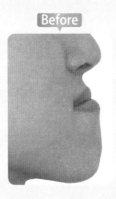
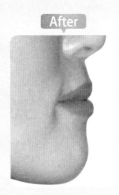

原本我是严重的庒斗，很多医生都说治疗需要开刀，但是通过矫正拔牙以及医美补脂，竟达到了犹如正腭手术的效果。

（图文由魔法牙医齿腭矫正专科童元钇医生提供）

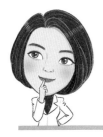

牙齿矫正过后
要戴一辈子的维持器吗？

如果是小孩，在11~13岁发育高峰期做矫正，矫正之后稳定性会比较高。我们会建议患者前半年一定要24小时戴着维持器，之后可以换成晚上佩戴，保证每天都佩戴，最少要戴2~3年。戴得越久效果越稳定，但维持器有损坏时记得要重做，否则牙齿也会移位！

成人矫正，我们会建议患者佩戴的时间要更长一些，可能要5~6年，甚至更久。假如你有牙周病，已经进行治疗，现在是术后追踪阶段，那佩戴的时间就不用那么久。但是如果你的牙周是有点问题的，佩戴时间就要长一些，然后还需要定期请牙医去调整咬合，这种是比较特殊的矫正状况，佩戴维持器也会帮助你避免晚上睡觉时摩擦牙齿所产生的咬合创伤。一般就是患者前半年一定要24小时佩戴维持器，接下来的佩戴时间就因人而异。

以我自己为例，我戴了几个月的维持器，之后在一次外出用餐时把它弄丢了。那阵子实习很忙碌，我一直没时间重做维持器，那段没戴维持器的时间牙齿就移回到以前的位置一点点。直到现在，我已经近二十年没有戴维持器，上下牙齿有一点点小移动，但是整体而言还可以接受。所以，你不佩戴维持器的后果就是牙齿会微微移动到一个定点，当上下牙齿的咬合很稳定的时候，它就会停在那个位置上。

潘医生温馨提醒

维持器到底要戴多久因人而异

原则上，矫正后建议维持器要全天佩戴半年至一年，之后可改为晚上戴。因为牙齿的咬合一辈子都在移动，每天吃饭、讲话、吞咽，这些都会对牙齿产生一个外力，牙齿会因为这些生理性的力量，微微移动到更平衡的位置，尤其是脸部歪斜的人，左右肌肉的力量本来就不太平均，更可能产生较为明显的变化，所以维持器到底要戴多久因人而异，定期回诊时需向医生询问佩戴的时间，根据情况做出调整。

打个比方，矫正的力量和原来牙齿的位置就像拔河，矫正可能就是一年半的力量，原来牙齿排列的位置少则是十几年，多则是四十年以上的力量，二者是不对等的。你觉得谁的力量大？一定是以前的排列力量比较大，应该说牙齿已经定在这个位置上了，如果你要用一年多的时间把它拉动到你想要的位置，那你的牙槽骨必须要在一年多时间长得非常好，这些一年多长出来的牙槽骨，和你数十几年都在原本位置上的牙槽骨不能相提并论。所以矫正器一拆掉，牙齿就会跑回去。

对于患者而言，最聪明的做法就是变成理智的患者，遵医嘱，就会得到一个比较好的效果。

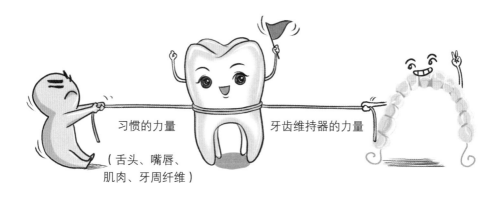

习惯的力量

（舌头、嘴唇、
肌肉、牙周纤维）

牙齿维持器的力量

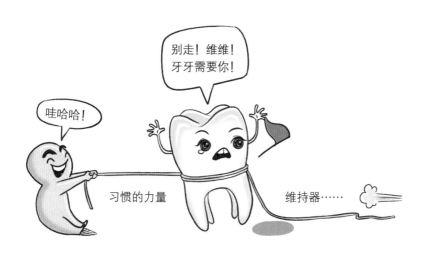

别走！维维！
牙牙需要你！

哇哈哈！

习惯的力量

维持器……

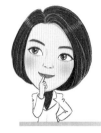

牙齿矫正时间一定要这么长吗?

扫二维码观看免费视频《钢牙戴好久,什么时候可以拆啊》

在临床上我常常会被一些朋友介绍来的患者问到这个问题,他们大都在别的诊所矫正了数年以上,然后真的下定决心要找别的医生处理。我观察他们的问题,发现一些共同的特点,就是他们强大的肌肉力量阻碍了牙齿移动的方向和速度,而且他们通常找的都是很有名气的矫正前辈医生,他们的矫正器看起来也没有什么不对的地方。

但是可能因为传统的矫正牙医学并没有提及太多肌肉影响矫正的观念,因此他们就是用矫正器和矫正线施力,使劲地去帮患者将牙齿往希望的那个方向移动,比如前牙开缝就努力关闭牙缝。但是他们没有了解到我们口中不只是有矫正器和矫正线的力量,还有嘴唇、下巴肌肉和舌头的力量。这些力量所产生的作用力,如果大于矫正器和矫正线施与牙齿的力量,牙齿不但不能改善,也不可能往想要的方向移动了。这样一直重复做相同的拉动动作,确实是徒劳无功的。所以如果做矫正,这个患者口中完全没有任何不良的负面力量作用于矫正器和矫正线,那就可以把牙齿矫正到一个咬合良好、符合美观的状态。但是如果有这些力量的影响,那就不行了。

当看到这些案例时,我就会直接询问患者,看他们的舌头是不是会顶牙齿,同时也会观察他们下巴肌肉的力量是不是很强,造成下巴无法发育漂亮(就是下巴后缩)。另外在临床上我遇到很多这种患者,就是弯腰驼背、瘦瘦高高的,不管男生女生,他们的下巴都会不自觉地突出,这些肌肉的力量,都是影响咬合的内在因素。

矫正时间可以是数月乃至数年，根据患者的状况而有不同。如果是在长身体的孩子，仍会生长、换牙，那当然就得戴较长时间的矫正器。有些成人只是为了调整牙齿位置做假牙，很快就能结束矫正进入做假牙的疗程。一般而言，矫正时间大多需要1.5~2年，有些人快些，有些人慢些，也视患者回诊的配合度、是否有口腭功能异常等因素而定。当然，因为矫正牙齿主要是利用牙根的移动让牙齿变整齐，要考虑牙根移动后所需要的稳定期，所以在时间上无法妥协。若较赶时间，或是非常怕痛的患者，经医生评估适合做快速矫正（即利用贴片、全瓷牙冠等方式）的患者，也可以考虑不做传统矫正治疗，快速达到犹如矫正后的效果。做完传统矫正的患者，也有很多人通过快速矫正来拥有更亮丽，且咬合更良好的牙齿。

患者常常希望快点拆掉矫正器，因为他觉得3个月牙齿就变漂亮了，能不能8个月后就拆掉。其实，这在某种程度上是可以的，但必须搭配做牙周辅助加速成骨手术（PAOO手术）这个小手术。但是一般情况下患者未必会选择做，毕竟手术费会增加，除非是难症，要移动很大量的距离，比如大龅牙、严重庥斗，又不想进医院动刀的患者，才会在门诊做这个小手术。

PAOO手术是什么

PAOO（Periodontally Accelerated Osteogenic Orthodontics）手术，即牙周辅助加速成骨手术，我把它叫作改变骨头记忆术，它是一个很新的手术，相比传统的矫正，它会加快牙齿移动的速度，加大牙齿移动的幅度，这是经实验证明过的。

我有一个非常有趣的案例。有个17岁的患者，他对我说，之前他整整矫正了5年，但他到我诊所的时候下巴是歪的。这个男生和他的妈妈都说以前下巴真的没有歪。我问完诊之后，他们决定让我重新做治疗，治疗方案是拆掉原来的矫正器再重新装新的矫正器，我也告知了患者的妈妈重做矫正器的费用。

治疗了大概一个月零十一天，患者的妈妈就跑来对我说："潘医生，他的下巴已经回正了，矫正费用可不可以变便宜。这么快就完成，你省下不少时间。"我就笑着对患者的妈妈说："是的，牙齿很快就跑回来，这是一件很棒的事情，但是您不要高兴得太早，虽然现在你们看到下巴变正了，但是如果拆了矫正器，牙齿可能很快就又歪了。"

所以矫正的时间未必是可以缩短的，至少也需要一年左右的时间，才能让牙齿固定。因为在牙齿稳定的情况下，我还要观察患者的舌头、肌肉，还有姿势的问题。不出所料，这个男生有几颗牙齿间的缝隙一直都关闭不了。然后我就对这个男生说："如果你不练习用正确的方式吞咽，这些牙套你也别想拆掉，除非你能接受这几个缝的存在。"然后他就开始练习舌头，矫正姿势。舌头、姿势问题解决后，几颗牙齿间的缝隙顺利关闭，这个男生的牙齿矫正成功。

练习舌头就是要让舌头放在对的位置上，尤其是吞咽的时候，不要顶住牙齿，以免它开缝。我们可以用一个简单的方式，就是顶一支汤匙去训练我们的舌头。大家不要小看这个动作，别觉得没用。我发现门诊当中至少有50%~70%的患者有舌头的问题，所以说不定你也有舌头的问题，导致牙齿推挤歪斜、打呼噜，还影响你说话的清晰程度。

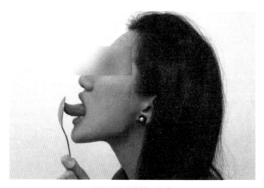

用汤匙训练舌头

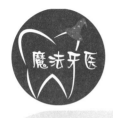 真 实 案 例

快速矫正

Before

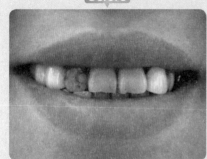

After

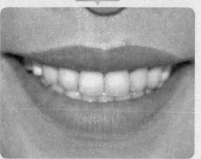

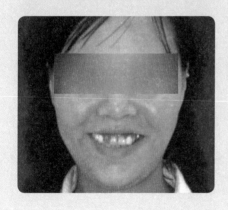

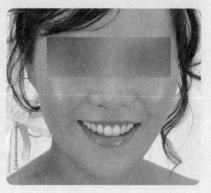

　　我超级害怕看牙，而且以前看牙的经历不愉快，因为牙齿不管怎么做都很丑。经过朋友介绍我找到了潘医生，她竟然很快速地帮我用激光调整牙龈后，又把蛀牙都处理好，还做上晶透全瓷牙冠。我拥有了整齐、洁白的牙齿，还有漂亮的微笑曲线。现在我笑起来很有自信，朋友都说我像变了一个人似的，很开心！

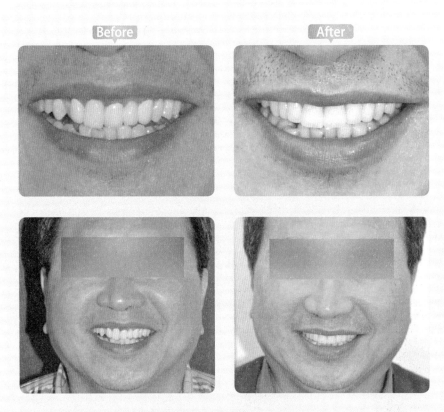

Before　After

　　我以前的假牙已经泛黑边，而且牙齿因为有牙周病的问题，已经有点高低不一了。潘医生帮我用激光调整牙龈后，快速地做上了晶透全瓷牙冠，让我的牙齿除了好看之外，更是好刷。希望我的牙齿可以用到老！

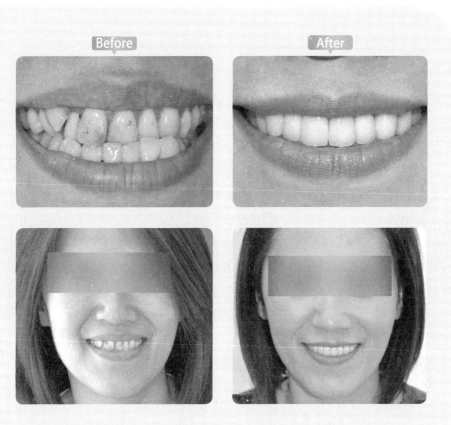

　　我的牙齿长得很乱。因为工作的关系不想戴传统矫正器（就是钢牙），特别找到潘医生帮我做快速矫正。她先用激光帮助我调整牙龈，再做晶透全瓷牙冠，来了几次门诊就做完了，实在是太神奇了！而且我只做了上腭的牙齿，下腭没有做处理，潘医生帮我调整了一下就可以了，下腭没有花费用。希望我的牙齿可以用到老！真是太棒了！

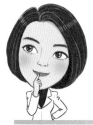

戴矫正器后，
牙齿会变黄变脏吗？

牙齿变脏是必然的事，牙齿变黄也有很多原因。

戴上矫正器后，因为死角多，所以刷牙时较难刷得彻底，导致一些日常生活中的染色（比如茶垢、咖啡垢）更难被清理掉，更容易附在牙齿上。如果不是蛀牙、脱钙等变化，拆掉矫正器后是能够通过物理性的方式（比如美白喷砂）来改善的。如果想改变原先牙齿的齿色，则需借助假牙或是牙齿美白术，这两种方式又各有特点。唯有假牙（美白贴片、全瓷牙冠）能永久美白，不仅牙齿颜色不会变黄，连牙齿形状或是蛀牙状况也会得到改变。而牙齿美白则有因为饮食习惯而使牙齿重新变黄的可能，并且牙齿形状上的美观及病理上的蛀牙等问题也无法得到解决。

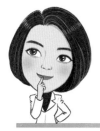

戴矫正器
会有后遗症吗？

矫正的后遗症，除了牙根变短无法恢复以外，其他比如蛀牙、牙周病，多半与洁牙习惯不当或是天生体质有关。虽然说牙根变短无法恢复，但只要日后好好刷牙，保持牙周健康，牙齿还是能使用很久的。而蛀牙、牙周病则为病理性损伤，必须再多花时间及费用才能将受到损伤的牙齿保存下来。所以，矫正前应先将牙周病控制好，矫正过程中要好好洁牙才能避免不必要的后续牙科治疗。不过，整体而言，矫正带来的好处不胜枚举：牙齿整齐了，不仅好刷牙，而且因为牙齿咬合良好，吃东西的效率就会高，进而让肠胃吸收好，身体更健康。当然，矫正后美丽的外观更有大大加分的效果，让你与人相处更自信，生活更愉快！

另外补充一点，有些人在戴矫正器的时候，会产生脸部凹陷的情况，其可能的原因包括：暂时性的咀嚼肌萎缩、因年纪增长脸上胶原蛋白流失或是脂肪减少（变瘦）等。第一种情况待矫正结束后是可恢复的，后两种情况就较难单纯依靠自身饮食习惯的调整得到改善，或许需要借助医疗美容。

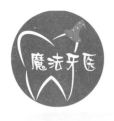

真 实 案 例

快速矫正及永久美白

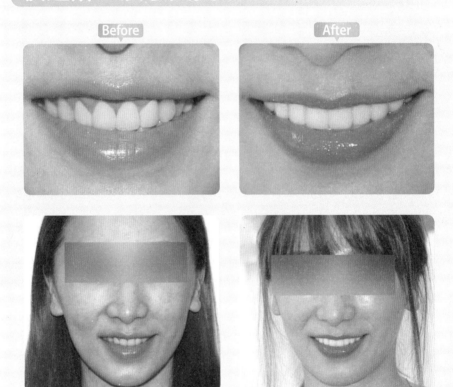

Before After

　　我以前的旧假牙有黑边，而且牙齿的颜色和形状我都不喜欢，还有笑的时候会露出一点牙龈。后来寻寻觅觅找到潘医生，她帮我做水激光牙龈整形，并制作了晶透全瓷牙冠，我选了很亮白的颜色。现在拍照笑起来效果非常好，我很开心、很满意。

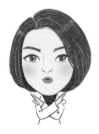

我有两颗很暴的虎牙，
我要矫正变漂亮，
是不是要把虎牙拔掉？

一般情况下，医生不会选择拔虎牙，而会拔虎牙后面的那颗第一小臼齿，原因如下：第一，虎牙是我们口内最强壮的一颗牙齿；第二，虎牙存在一定的美感，对于我们的微笑曲线很重要；第三，拔掉虎牙后咬合不好。你想想看，上面的虎牙拔了，下面的虎牙对在哪里呢？你说对在上面的小臼齿，那小臼齿有两个咬头，而虎牙只有一颗，在咬合学上面，就是对得没有那么好。所以，如果有两颗很暴的虎牙，我们会靠矫正凸牙的方式，把你的两颗虎牙拉到对的位置，要拔的是虎牙后面的那两颗牙齿，这样做的效果会比较理想。

但是有很暴的虎牙的患者，应该好好考虑去做矫正。这种情况的存在，除了不美观以外，不好清洁牙齿也是一大原因。后牙区会在咬合面有沟的地方蛀掉，前牙区几乎都会蛀在牙龈和牙齿交接的靠近根部的地方，因为那些都是容易累积牙菌斑、不容易被刷干净的地方。前牙区是门面的一部分，是美观的一部分，蛀掉会很丑。如果用一般的树脂补牙，因为它不是一个永久性的材料，就很容易产生变色以及二次蛀牙的情况，那么我们就要花钱选择比较永久的修复材料（修复材料就是假牙的一种）。以前都是金属瓷牙，现在采用全瓷系列的比较多。全瓷牙的材料本身有千年不变的特点，而且如果医生的技术美感好的话，再搭配好的技师，能够做出比真牙还漂亮的牙齿。所以现在大家都希望用好的修复材料。

如果你的牙齿都是完好的，只是不太整齐，那么你就不需要借助这些新的牙科概念和技术，或必须要找到一位厉害的有美感的医生，单靠箍牙就有机会把牙齿调整得很漂亮。

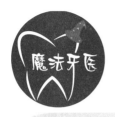 真 实 案 例

虎牙矫正

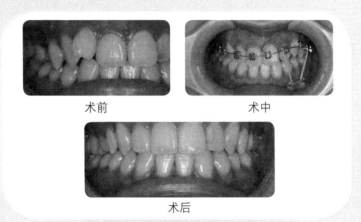

术前　　　　　　　术中

术后

　　我有颗虎牙，下牙排列还算整齐，我只戴了上牙的矫正器，医生就帮我把小虎牙都排齐了，中线也对正了许多，而且治疗时间不到一年！

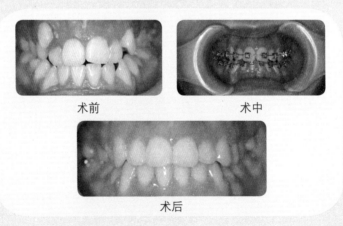

术前　　　　　　　术中

术后

　　因为虎牙的关系，很久以来我都不敢开口笑，通过矫正、拔牙的治疗，牙齿整齐、好刷多了，我也有自信开口大笑了！

（图文由魔法牙医齿腭矫正专科童元钇医生提供）

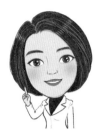

为什么牙痛不是病，痛起来要人命？牙痛时该怎么办呢？

扫二维码观看免费视频《牙病"偏爱"准妈妈》

造成牙痛的原因有很多，可能是牙周问题，或是因为细菌大量繁殖，产生很多气体让牙神经感觉到胀痛。那牙痛时该怎么办呢？

你最好不要牙痛的时候才来找牙医，而应该定期检查牙齿，并且在被牙医告知你牙齿有哪些问题的时候，就有计划地去处理，然后在不痛的时候赶快把这个问题处理掉。例如你有小蛀牙，你就要想到：我这个小蛀牙不要让它变成大蛀牙，因为等到有大蛀牙的时候，可能就要变成抽牙神经做假牙冠了，甚至可能要拔牙然后植牙了。而且如果你是中蛀牙的时候，就可以考虑比较永久的复形方式，比如3D齿雕，做全瓷的嵌体，就是把蛀牙清掉，印个模型给计算机做个瓷块镶在里面，只要你材料选得好，就有机会用到老，就不容易产生二次蛀牙了。而且3D齿雕的费用常常和牙齿缺损面数成正比，面数越多，费用就会越高，所以在缺损不大的情况下及早处理，不仅可以减少治疗费用，还降低了很多未来的风险（抽牙神经、拔牙、植牙等）。

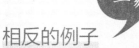

相反的例子

美学教授的孙子问爷爷："爷爷，您为什么说一切假的都是丑的？"

"那当然！难道你还能举出相反的例子吗？"

"能！"孙子爬上爷爷的膝头，得意地说："您瞧您自己，装上假牙后又年轻又精神，拿掉假牙，您的嘴巴又空又瘪，那才丑呢！这不就是相反的例子吗？"

PART

4

大学生及上班族的
牙齿护理

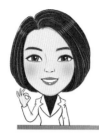

牙齿与人缘有绝对的关系吗？

扫二维码观看免费视频《黄金微笑曲线影响着你的人缘、桃花运》

常常有患者问我："潘医生，别人都觉得我看起来脸很臭，我有龅牙，我的牙齿是反的微笑曲线，看起来就像哭脸。请问有什么方法可以改善，让我看起来比较有人缘？"

众所周知，美齿可以开运。因为美齿会有一个自然的微笑曲线，即便你不讲话、不笑，在别人看起来也会有微笑的感觉，这样你的人缘一定好。这样的面相其实就是一个非常成功的面相了。

以前大家来整牙都是因为牙痛，但是现在有一大部分患者除了来做牙齿重建以外，还有美齿重建。以前都叫全口重建，因为无牙，或者是由于牙周病掉牙。但是现在在我平常的教学名词里面，多了一个名词"全口美齿重建"，就是因为大家越来越重视美齿了。患者询问全口美齿重建的比例比全口重建更高，表明大家觉得牙齿在面相里占的比重非常高，也越来越认同这一点。

有一口好牙，让你有好人缘，其实这个不只是口号，现实生活中也确实如此。比如有一口漂亮的牙齿，在很多工作上面会有很大的加分。假如你是一个业务主管，你的工作是每天和客户打交道，如果你有一口看起来很讨喜、令人愉悦的牙齿，别人会很愿意和你继续对话，这也是不少国外心理统计学的统计实验结果。

此外，现在的年轻人，都想提升自己的魅力指数，采用的方式可能是剪个时尚的发型、穿着靓丽的衣服或者配戴特别的饰品。但是现在大家慢慢意识到，有一口漂亮美丽的牙齿，魅力自然就会增加。很多牙齿骨骼不好看的患者，通过做箍牙矫正，或者正腭手术，不论男女，因为矫正后变好看了，自信提升，原来没有男女朋友的不久就有了，有的甚至很快步入结婚的阶段。

毫无疑问，一口健康、美丽的牙齿，会让整个脸形加分，让你拥有一个好人缘的面相。

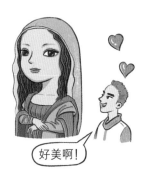
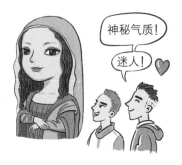

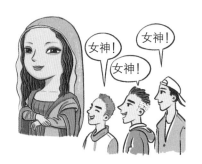
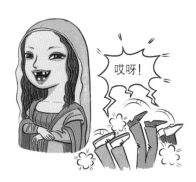

 真 实 案 例

美齿重建

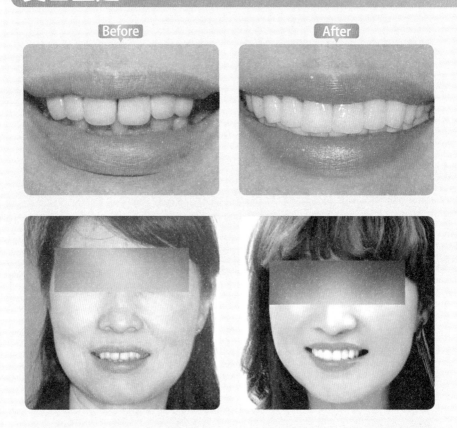

Before

After

　　我的牙齿咬合很深，而且门牙有开缝，假牙也旧了，牙齿还暴暴的，很希望笑起来有年轻少女的感觉，所以我决定把牙齿重建好。最后找到潘医生和童医生，他们帮我把牙齿变漂亮了，真的很开心！

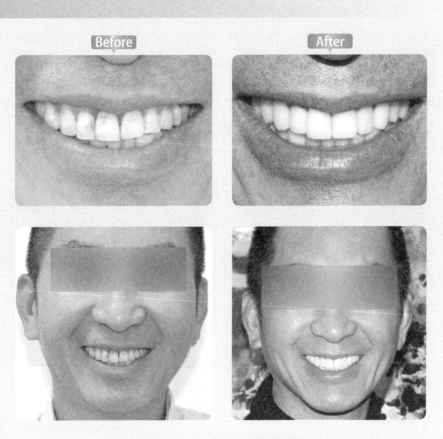

Before After

以前我在别的牙科做牙齿矫正失败，所以希望找到一位可以把牙齿做好的医生，于是找到了潘医生。她很快速地帮我把牙齿排正、排漂亮，还教我使用牙线，让我觉得刷牙、用牙线实在是一种享受。而且潘医生植牙还一点都不痛，实在是太神奇了！希望我的牙齿可以使用到老！非常感谢潘医生！

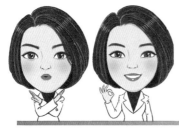

做冷光美白
会伤牙齿吗?

长期做冷光美白,牙釉质可能会变质变软,或容易被刷耗磨损,所以就容易敏感、有蛀牙。但是如果你是数年做一次冷光美白,那我们把做完冷光美白之后的牙齿再拿去做切片,在显微镜下它的构造和没有做冷光美白的原齿并没有实质上的差别。所以冷光美白本身不会对牙齿造成伤害,除非你常常做。其实这有点类似喝碳酸饮料,如果你经常喝会伤牙齿,但是如果你很久才喝一次,基本上它就不会伤牙齿。

扫二维码观看免费视频《网络洁牙偏方大解密》

你可以去做冷光美白,让你的牙齿更亮白。但是你要懂得做完美白之后把牙齿、牙龈刷干净,要使用含氟的牙膏,牙齿的钙化就会增强。重点要记得饮食控制,有颜色的食物和饮料通通都要减少,而且如果真的有接触到,要尽快用干净的水漱口,并保持良好的刷牙习惯,这样你的牙齿美白才会长久,并且不会伤害到牙齿。

小知识

居家美白与冷光美白

居家美白,又叫深层美白,就是患者到牙医诊所定制上下腭两个牙托,将美白剂挤在牙托里,睡前佩戴,次日早上卸下,美白剂会在牙齿上停留七八个小时,通过时间加药剂,牙齿会慢慢变白。冷光美白,即诊间美白,就是指在门诊做这个疗程,它是通过冷光激发药剂让牙齿变白。因为冷光的能量能在短时间内催化药剂,所以一次门诊时间牙齿就会变白。患者做完冷光美白后,我还会赠送居家美白,患者再做7~10天居家美白,牙齿就会更白了。

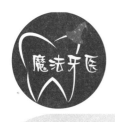 真实案例

喷砂美白

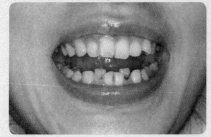
Before

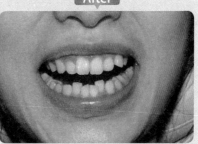
After

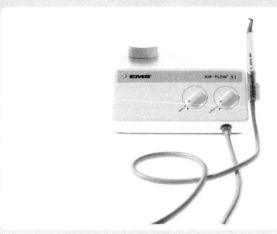

利用瑞士美白喷砂机，几秒钟就可以去除牙垢

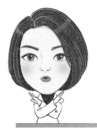

牙齿美白会维持多久，
是永久的吗？

想让牙齿变得比先天的颜色更白，就要通过完整的冷光美白或者激光美白等疗程。但是这些疗程只能让牙齿短暂地变白，一般的患者只能维持一年左右，有的患者一两个月后牙齿就变得非常黄，甚至连橘色、褐色都有。因为美白牙齿的原理是氧化还原作用，美白剂会使色素更容易渗透进牙齿，如果患者常常吃深色的食物、喝深色的饮料，就很容易让牙齿着色，牙齿的颜色甚至比美白之前更深！我自己做过两次冷光美白，至今已有八九年了，效果依然很好。因为我是牙医，我非常清楚如何把牙齿刷干净，我平常不抽烟，不太喝咖啡、茶或者其他有颜色的饮料，也很少吃颜色深的食物。所以，牙齿美白能维持多久的关键，确确实实就是洁牙和饮食习惯。如果你无法保持好的洁牙和饮食习惯，想要永久美白，就只能做美白贴片或者全瓷牙冠了。因为瓷材千年不变，并且它不会被染色。

🔍 **小知识**

美白贴片、全瓷牙冠也可以改善牙周病

　　大家不要以为患者做美白贴片和全瓷牙冠全都是为了漂亮，植牙、牙周病有时候也会通过做贴片或者全瓷牙冠去改善，尤其是牙周病这个问题。因为牙周病主要是由细菌和咬合创伤导致的，治疗牙周病的咬合创伤就需要做牙齿的重建。治疗牙周病后牙齿常常都有明显的三角缝，通过美白贴片和全瓷牙冠能有效地关闭三角缝。所以做美白贴片和全瓷牙冠除了能够帮助牙周病患者控制好细菌以外，还能够让患者快速拥有一口咬合良好而且没有齿缝的牙齿，使患者能够轻松地刷干净牙龈和牙齿，这是能够彻底治疗牙周病的一个非常重要的办法。

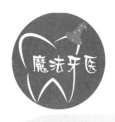 真 实 案 例

喷砂美白

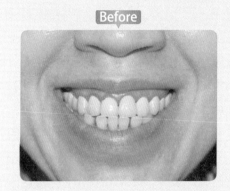
Before

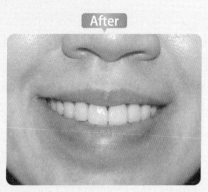
After

我的上腭暴暴的，而且假牙都泛黑边，有开缝，里面的牙齿都开始有味道了，于是找到潘医生帮我重新处理。现在我的牙齿变得又健康、又漂亮，真开心！

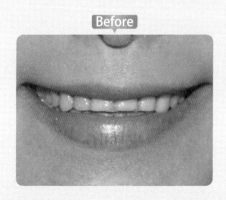
Before

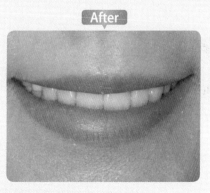
After

我的牙齿在我很年轻时就开始磨损，可能因为我爱吃酸的，又爱磨牙，牙釉质都不见了，牙齿变得平平的。经过潘医生的巧手，很快地帮我把咬合垫高，还重建了漂亮的牙齿，我真开心，希望这些牙齿可以用到老！

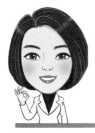

有永久的
牙齿美白吗？

永久的牙齿美白就是美白贴片或全瓷牙冠了。做美白贴片先要磨掉真牙表面的一部分，有时候广告会宣扬"不需磨牙"，其实不磨牙是无法有效黏着贴片的，而且做出来的贴片的形状也不够完美。

至于磨的量，就要看牙齿本身的角度和形状。如果患者牙齿的角度本来已经很好，只需要变白，那就磨一点点，但不可能完全不磨。如果患者牙齿的角度差很多，就要通过贴片改变牙齿的角度和形态，那磨的量就会比较多。如果患者愿意花更长的时间，可以先做牙齿矫正，把牙齿挪到正确的位置，那也可以几乎不用磨牙就把它贴漂亮。如果患者先天的牙齿就不漂亮，但又非常期待有一口亮白、美丽的牙齿，却不愿意修磨牙齿，也不愿意矫正，什么都不付出就想有个好结果，这就不切实际了。只要是治疗疾病，就没有任何一种办法是又便宜又好，然后又不用花时间又简单。

潘医生温馨提醒

根除磨牙的错误观念

很多人认为把牙齿磨小、做牙冠套起来，会伤牙，甚至影响牙齿的寿命，这是个错误的观念。只要牙医的修磨技术佳，并且使用良好、稳定的材料，如全瓷牙冠，处理过的牙齿反而会比真牙的使用寿命更为长久。因为被处理过的牙齿，牙齿与牙齿之间的牙龈长得更密，不容易藏污纳垢、不容易累积牙结石、不容易产生牙周病。与传统金属瓷牙相比，全瓷牙冠的密合度佳，牙冠与真牙之间不易产生微细缝，因此大大降低了真牙被蛀的风险。多数患者治疗完后，在没有发生意外跌倒导致牙齿撞断的情况下，只要平时认真刷牙、每半年检查一次，让牙冠顺利使用到老并非难事。

但是我们能够做的是，用相对较少的钱，选好的材料，找有经验的医生沟通制订适合自己的治疗方案，这才是最有效的完成这个疗程的方法。

很多患者找我咨询牙齿美白问题，我会问他："你的牙齿黄黄的，都是茶垢或者烟垢，做完牙齿美白，你会改变饮食习惯吗，比如不太喝茶、抽烟？"如果患者

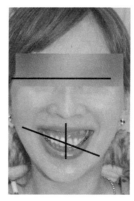
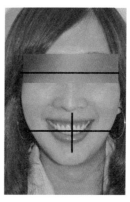

正确的魔法十字线
只要门牙中线跟地面垂直，门牙切端跟水平面平行，牙齿在脸部就不会有歪斜感，这就是正确的魔法十字线。

回答："我改变不了。"那我就会劝患者不要做冷光美白了，因为那是在浪费钱。如果患者坚持，那就选择美白贴片或者全瓷牙冠，这是永久的美白方式。

最后，值得一提的是，美丽一定要建立在健康的基础上才能长久，不能只考虑美观而不考虑牙齿的咬合与健康，这个平衡一定要跟有经验和美感的医生讨论清楚，才是一个对自己安全负责的治疗态度。

潘医生温馨提醒

如何做好美白贴片

　　医生在修磨牙齿的时候，必须知道未来要表现的美感，还要预留足够的空间，并且修的位置必须正确，技师才能把美白贴片按黄金比例排列出一个标准的、完美的微笑。每一颗牙齿都要符合黄金美齿比例、微笑曲线及魔法十字线等，还要注意堆瓷的层次感和透明感等。如果牙齿做得死白、没有透明感，太暴，或者做歪了，形状不好看，那就是失败的。因此要有一个美感和经验十足的医生、技师的团队，才能做出漂亮的牙齿，让你呈现出一个美丽的全口微笑。

 真 实 案 例

永久的牙齿美白

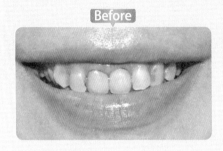

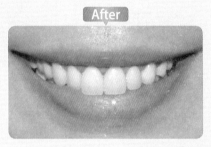

　　我的牙齿牙龈发黑，假牙不美观，笑起来也不迷人，经过一番周折才找到潘医生，她竟然很快速地让我变美、变漂亮，实在太感动了！

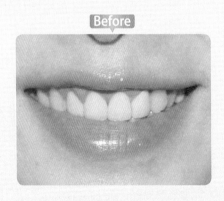

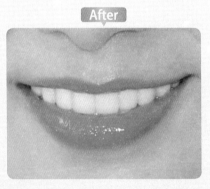

　　我以前的牙齿真的不够漂亮，牙龈总是红肿发炎，假牙有一点不密合而且有味道。经过潘医生的巧手，调整了牙龈，还做了亮白的晶透全瓷牙冠，让我现在笑起来自信又迷人，牙齿更健康，真的很开心！

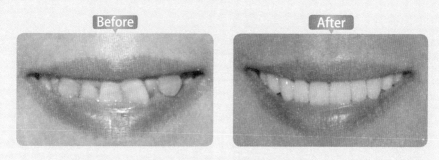

　　我有一口四环素牙，而且牙齿排列很乱。想不到潘医生帮我修完牙龈，再做全瓷牙冠之后，我快速地拥有了一口梦寐以求的洁白牙齿，实在是太开心了！

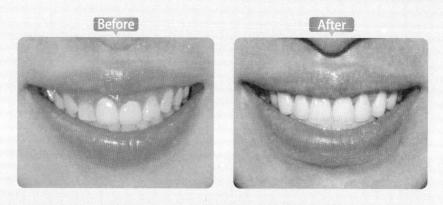

　　我从小笑起来牙龈都高低不一，而且还露点牙龈。找到潘医生帮我用激光处理牙龈，再做全瓷牙冠，终于让我拥有了一口微笑起来让人开心的牙齿。

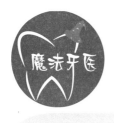 真 实 案 例

永久的牙齿美白

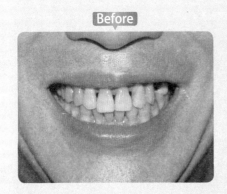 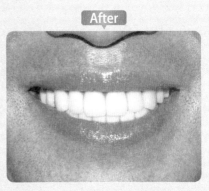

我有四环素牙，而且有牙周病，笑起来还有明显的三角缝，一直寻找医生想要改善，他们都说不行。后来我找到了潘医生，她竟然轻而易举地就帮我把牙齿变亮白，而且三角缝完全消失了，实在是太神奇了！

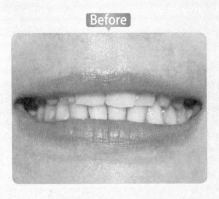 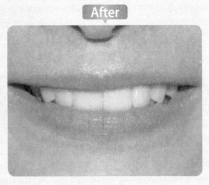

我笑起来的时候，给人的感觉像个苦瓜脸，所以想通过整牙让人家看到我是在微笑。经过潘医生的巧手，竟然快速地让我拥有一口灿烂的、洁白的美齿，真的很开心！

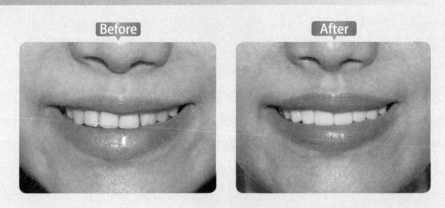

Before　　　　　　　After

　　我的牙齿开缝，而且不够亮白、形状也不好看，虽然之前做过牙齿矫正，但我还是不够满意，于是通过朋友介绍找到潘医生，她帮我快速地做美白贴片，令我的笑容更加分！

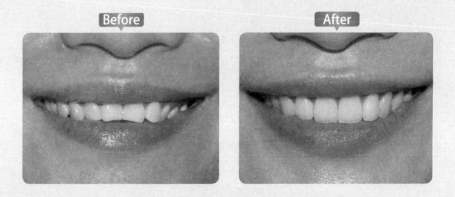

Before　　　　　　　After

　　我的牙齿有磨损，笑的时候嘴巴的弧度是平平的反曲线，所以希望牙齿能够变美，有漂亮的微笑曲线。经过潘医生的巧手很快速地让我拥有了一口美丽、洁白的牙齿和漂亮的微笑曲线，非常开心！

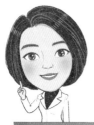

做牙齿贴片有何注意事项，可以使用多久？

其实只要调好咬合、选的材料好，牙齿和贴片还是能够用到老的，不是修过的牙齿做上贴片或全瓷牙冠就一定会牺牲牙齿的健康，对此大家不必有太大的疑虑。当然如果你的一口牙齿，没有蛀牙并且排列整齐，那是最好不过的。但是如果你的牙齿刚好不够整齐、不够亮白，形态又不好看，或者是你已经有牙周病、蛀牙，牙齿有意外崩裂等情况，你就可以用全瓷冠或者贴片这种永久美白的方式去补强，加上复形，是一个很不错的选择。

贴片的材料一般以大家熟知的瓷为主。当然会有不同的瓷，有一些瓷粉很昂贵，有一些比较便宜。瓷烧铸的温度、瓷里面用的矿物原料（比如二氧化锆、氧化锆、氧化铝等）的比例不同，因此瓷就会产生不同的价值，价格也就不尽相同。

还有较便宜的做法是使用树脂做牙齿表面的美白和补缀，但树脂无法达到永久的效果，它只能短暂地复形，并让牙齿的颜色变得比较均匀。因为树脂的硬度很低，容易磨损，一旦磨损就会产生很多空洞，将食物的色素卡在里面。树脂吸收色素，时间久了就会变色，比如变成浅黄色、深黄色、咖啡色，而且还会因为热胀冷缩，产生微细缝，导致二次蛀牙。

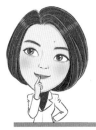

如果年轻没长智齿，老的时候还会长吗？

一般长智齿的年纪是17~21岁，就是智齿的牙苞发育完成，要冒出来的时机多数都会在这个年纪。但是22、23岁以后，会不会再长智齿呢？还是会有一点点的可能，但是可能性不大。

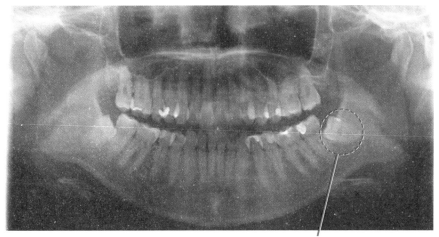

智齿的X线检查片，斜的智齿称为阻生齿，是长不出来的

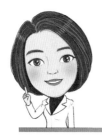

正确的刷牙方法和观念是什么？

扫二维码观看免费视频《妈呀！原来这才叫正确刷牙》

刷牙至少要刷3~5分钟，不能刷太快，也不能刷的时间太短，否则不可能把牙齿刷干净。我来打个比方，一面墙壁上面有很多黏黏的东西，如果你很随便地用力刷两三下，那些黏黏的东西你有办法刷干净吗？你要保证一定的速度和频率，每一个角落都仔细刷，才会真的把墙壁都刷干净，否则可能只有两三道刷痕的那个地方是干净的，其他地方还是黏黏的、不干净。

睡前和起床后一定要刷牙，中间这段时间如果你还想刷，一定要用完午餐后半小时再刷。因为用餐完毕，口中的酸性会升高，此时牙齿的牙釉质会变软，如果你马上刷牙，它的磨损概率会变高，以后牙齿就没有那么硬，比较容易敏感。假如你习惯每天中午都刷牙，刷牙的时机却不对，长久下来对牙齿也是一种伤害。

如果你中午没时间刷牙，记得吃完任何一餐后，就马上用温开水漱口，那么就不会累积很多牙菌斑。如果你吃完一大堆食物，嘴巴就不动了，口水分泌得比较少，你再不用舌头把牙齿上面的东西舔一舔，做一个自我清洁的动作，那么牙菌斑就会变得非常厚，蛀牙的概率就会增加。

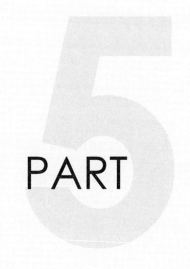

PART

5

老年人的
牙齿护理

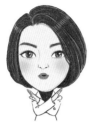

因为老了牙齿就会掉，
所以现在不用治疗，
等掉光再做活动假牙吗？

以上观念当然不对。我曾经接触过一位妇产科医生，他的牙齿看起来很糟，牙龈红肿，牙龈弧度不对，牙齿的颜色也非常不讨喜。有一次我终于忍不住问那位医生："你为什么不去做牙齿呢？"他很淡定地对我说："反正老了牙齿都会掉光，到时候再来做植牙或者是活动牙就好。"从他的回答中我就能了解到，他对牙科有一定的认知，但是观念却是错误的。

潘医生温馨提醒

年纪大和掉牙无关

年纪大和掉牙没有任何关系，哪怕你活到80岁、90岁甚至120岁，只要你没有牙周病和蛀牙，基本上牙齿不会因为年迈而自行掉落。会掉牙，整个牙根掉出来，通常是由牙周病导致的。做全口重建的患者，大都是因为缺牙和牙周病。经过重建，让你的口中有28颗牙齿（不算智齿），相当于你口中有28支桩，那就足够使用，而你这些支柱如果都保养得当，定期让医生调整咬合，没有牙周病和蛀牙，这些重建的牙齿一样可以陪伴你到老！所以，绝对不会因为年纪大而掉牙。通常掉牙的原因是牙周病造成牙齿周围的组织发炎（也就是地基流失）让整颗牙齿掉落，又或者是蛀牙引起的慢慢损毁、崩落，还有一种情况就是咬到硬物，瞬间牙齿有断裂或是裂到牙根才会被迫拔除。

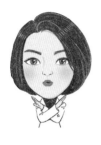

缺一边牙有另一边牙可以吃东西就好，缺牙处理不是那么重要吗？

缺牙处理当然重要，尤其是单侧缺牙，会影响颈椎、脊椎，还有对脑部信息传导有负面影响的问题，更要赶快重建。

关于牙齿有一个很重要的观点，就是一定要有足够的牙齿支撑，有一个良好平均的咬合，牙齿才会用得久，不会产生咬合创伤。所以，牙齿用得长久的大前提就是不能缺牙。那么当你缺牙了要怎么处理？可以采用活动假牙、搭牙桥或植牙的方式。

传统牙科搭牙桥以相邻的两颗牙为桥墩，做一个三连烤瓷牙，黏上去，就像前后两个人在做三个人的工作，如果这个位置是在后牙区，从长远来说，是很不好受力的。因为我们牙齿的咬合就像剪刀，靠近关节的地方力量很大，东西很容易被剪烂，但是靠近前面的地方力量就很小。换言之，我们后牙的咬合力是很大的，给予牙齿的受力是很多的。当两个人要做三个人的事情时，其实这两个人的负担是很重的，所以它以后发生问题的概率会很高，而且前后牙都要磨小，把最硬最珍贵的牙釉质磨掉才能做牙桥，其实很可惜。

前牙本身的工作量不多，负担的力量也不大，所以如果前牙缺牙，在美观上没有什么特殊的要求而且一定要植牙的话，可以考虑做牙桥。如果是露牙龈的患者做前牙搭桥，时间久了缺牙的位置就会凹陷，但植牙就不会有这个问题。植牙有一个好处，就是如果你还有一颗牙齿，即便是蛀牙，只要牙根还在，我们还可以即拔即种地种牙（把牙根拔掉马上种植）。这个做法的好处在于牙槽骨会保留一定的丰满度，不会说你拔掉一颗牙，牙槽骨每年就会吸收12%（就是每年会凹进去）。所以植牙在前牙区功能的恢复上虽然并不是一个很重要、必需的角色，但是在美观上，如果在你还有牙根的时候去做植牙，它绝对是一个非常重要的角色。

潘医生温馨提醒

缺牙不补影响大，别不当回事

　　有些缺牙的人，10年下来牙齿只移动一点点。但是有些患者只缺5年，情况就已经很严重了。虽然说每一个人的情况不同，但不重建牙齿的话，未来的后果一定是大楼倒塌，就是掉牙。越晚处理，你口中的其他力量越多，比如舌头推挤的力量、吞口水的力量、脸颊表情的力量，还有你咬合、吃东西的力量，给予牙齿的力量越多越复杂，牙齿移动的范围幅度就会越大。对于牙齿健康，抱有"病向浅中医"这个观念准没错，所以如果有缺牙，大家还是尽早重建，以免以后花更多冤枉钱。

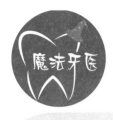 真实案例

植牙

Before　　　　After

我去过很多牙医诊所，很多医生都说我的条件太差没有办法植牙。但潘医生使用水激光和特殊植体，很快速地帮我植完后面的牙齿，植牙过程中基本没有什么疼痛感，她还帮我把前牙也重建得非常漂亮，我真的很开心！

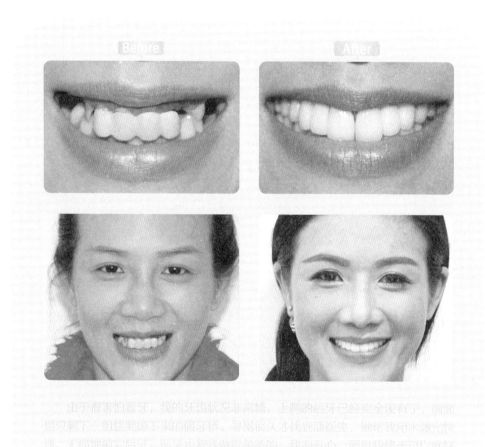

由于很害怕蛀牙，我的牙齿状况非常糟，上腭的后牙已经完全没有了，前面但只剩下一组快要坏了的假牙桥，寻觅很久才找到潘医生，她都用水激光快速、无痛地植完后牙，前牙也帮我做得很完美的，我很开心，而且我终于可以好好吃东西了！

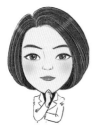

后牙不重要，反正能用就好，材质不用贵，做活动假牙也可以吗？

很多人都认为后牙区在选择材料时不用太贵，也不用做得漂亮，其实这是一个误解。假如一颗很漂亮的牙齿，做得像艺术品，但是咬合没调整好或者牙齿略高，到最后这个假牙可能会崩掉，甚至会导致你的真牙有裂痕或者直接断裂，这样的情况是大家非常不乐意见到的。

大部分患者都要求不要去碰他原来的真牙，所以技工师傅也只能尽量配合下面的咬合去做出上面牙齿的咬合平面。牙齿刚开始做得很漂亮，但当你戴到嘴里不够顺畅和漂亮的时候，牙医必须调整你的对咬牙，就会导致有时候你做出来的后牙实际上调整完后的形状就没有那么漂亮，这是难免的。

后牙的咬合比外观重要得多，而且材质好更为关键，但材质好不见得就会漂亮，多数后牙现在都会使用瓷块用计算机制作出来，一体成形后的强度才会足够。这十多年我在处理后牙时，使用这些材料竟然一颗都没有崩裂过。早期的金属瓷牙，瓷粉先被熔融、堆瓷，再烧铸上去，这种瓷粉就会有被崩裂的问题。所以千万不要以为外人看不到后牙，就可以随便用材料。其实后牙才是健康的源泉！前牙与后牙相反，一定要做得很漂亮、很逼真才符合大家的要求。

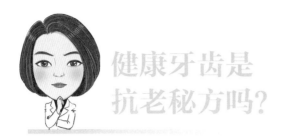

健康牙齿是抗老秘方吗?

扫二维码观看详细文章《什么?60岁的陈美凤,竟然只有30岁的骨龄,她究竟是怎么办到的?》

抗老分为外在和内在,而牙齿有着内外双重抗老特效!尤其是你的牙齿状况已经不好而显老态时,改善后效果更明显!外在就是外观的改变,因为牙齿健康而有漂亮的笑容,人看起来自然比较讨喜、年轻。内在的话,因为牙齿健康,你能够享受各式各样的美食,拥有愉悦的心情,进而由心理影响生理,让身体更健康。假如你没有牙齿,处于无牙、缺牙的状态,或是咬合不正,重建牙齿变漂亮之后,你的自信心会提高,更显得容光焕发。

对于这一点,我在门诊天天接触患者,感触颇深。牙齿不好的患者,通过他的神情和肢体动作都能感受到其缺乏自信。一些没有牙齿的患者,来看诊的时候总会用手遮住他的嘴巴。还有一些没有门牙的老年患者,觉得讲话时口水喷出来会显得没有礼貌,于是讲话时眼睛都会往地上看。

但是当这些患者重建完牙齿再回诊的时候,整个状态都完全改变了,变得非常开朗和自信,会觉得自己重建牙齿的决定很正确。他们常常说:"潘医生,我觉得你讲得很正确,做完牙齿后,我有了好的生活质量,人生从黑白变回彩色!"由此可见,牙齿对抗老非常关键。

潘医生温馨提醒

良好的牙齿让你更健康

从自然医学的观点来看，拥有良好的牙齿，你能够吃各种营养均衡的食物，并且当你有咀嚼功能的时候，给脑部的信息是正向的，交感、副交感神经的传导也会比较正向，导致激素的分泌也会比较正向，我们身体的脏器器官运作也会比较正常。身体因此变健康，这是很自然的事情。

牙齿好的患者，身体的毛病相对就比较少，至少由牙周病引起的一些系统性疾病，像心脏病，或者是感染性的疾病，都会大大地减少。而老年人最怕的就是一些感染的并发症，所以减少感染的机会，这对老年人的生活是一件非常重要的事情。

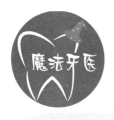 真实案例

健康的牙齿让你变年轻

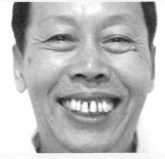

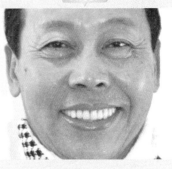

严重的牙周病让我看起来很憔悴。我的女儿潘医生帮我治疗牙周病、重建牙齿之后，我整个人看起来年轻了许多，有了良好的咬合，身体变健康，外表自然也会变得帅气又有活力！

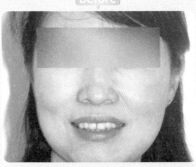

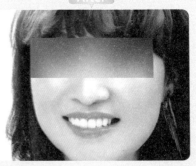

我很爱照相，全脸都可以化妆，唯独牙齿没有办法上妆，所以我决心要把牙齿弄好，牙齿弄好之后，我去照相馆照相，画上了漂亮的妆容，终于可以开怀地微笑，完全不用再遮遮掩掩了，真的很开心！

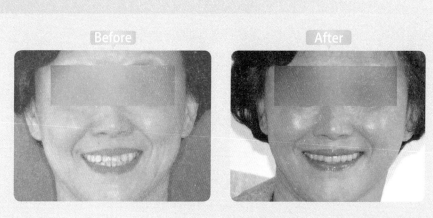

由于后牙缺牙，我的左脸上有很多皱纹。潘医生快速地为我无痛植牙，还帮我把前牙弄得非常自然、漂亮，我左脸上的皱纹不见了，人看起来也年轻了许多，真的很开心！

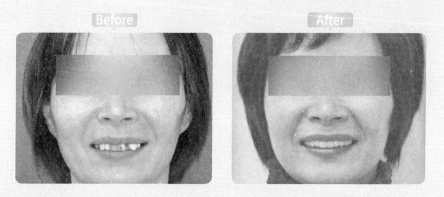

因为很怕看牙，我拖了很久，所以我的后牙已经被蛀到断掉，前面只剩下不密合的牙桥，实在是无法咀嚼食物，于是我下定决心找潘医生重建牙齿。后牙做了植牙，前牙也做得很漂亮，真的很开心！

痴呆竟然和缺牙有关系？

扫二维码观看免费视频《脊柱弯曲竟是缺牙惹的祸》

身体各个组成部分本来就无法严密切割，牙齿与其他的器官组织也有微妙的关联，在自然医学领域的医生及学者在不同书籍文献中都提到过：牙齿是身体的脏器之一，身体很多不明原因的疾病往往与牙齿咬合不良有关，而缺牙数、牙齿的咬合是否良好会影响交感及副交感神经（我们称之为自律神经）的平衡，也会影响咀嚼吞咽，因此缺牙患者激素的分泌就会比咬合正常及没有缺牙的患者少很多。当然，缺牙越多的患者，他们脑部接收的信号也会变得没有那么正向。

2014年我和狮子会（世界最大的服务组织）的社友一起到屈尺老人院慰问时，带着助理们做了一个访查实验。我们访问了一百多位老人，这些老人是能够自由行走的，也能够正常地讲话应答。我向他们简单地询问了几个相同的问题并检查这些长者们口中有多少颗牙齿且咬合是否良好（良好的意思非整齐，而是他的牙齿上下能够对咬，可以咬烂食物）。调查结果显示，牙齿数目越多、咬合越良好的长者，他们在回答同样的问题时速度会比较快，而且也较清晰。虽然这个访查实验并非十分严谨，但从统计结果上可以明显看出良好与非良好的牙齿状况的区别。

缺牙是痴呆的危险因子，这一观点其实在日本、欧洲也都有相当的临床实证，所以在中国台湾地区我也用了简单的访查实验去印证这一点。本人看诊十几年来在门诊中也常会看到牙齿数不多、咬合不良的患者，牙齿全口重建有时需要经过一两年时间才能完成。虽然这些患者的年纪较长，但在牙齿重建后身体状况竟然变好了，通过后续追踪，更发现他们的肤色从暗沉变为明亮，皱纹从多变少，而消瘦的体形变得较丰腴，肥胖的体形变得较适中，这些都是激素分泌变正向及代谢变良好所致。因为心理会影响生理，因此牙齿变美变健康后带给身体的信息转变为正向（无论外观，还是健康）。

总之，屈尺老人院的访查实验和多年来临床案例都印证了缺牙是痴呆的危险因子，希望大家不要以为缺一两颗牙不影响吃东西就可以忽视它们，因为缺牙带给我们的伤害是无形的，会产生严重的影响！

默默无闻

有一个患者去看牙，医生检查后说："你这颗牙齿的神经死了，需要做治疗。"

患者："我这颗牙齿没痛过，牙神经怎么会死了呢？"

医生想了想说："牙神经有多种死法，有些会死得轰轰烈烈，有些就死得默默无闻。你这颗牙齿的神经就死得默默无闻。"

牙周病患者的
牙齿护理

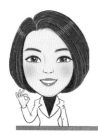

牙周病
会传染吗?

会，但前提是这个人的免疫力很差。如果你的免疫力很好，要被感染是很不容易的事情；但如果你的免疫力很差，哪怕只是一起用餐都有可能被感染。

牙周病产生的原因

　　牙周病的产生有两个后天原因：第一，由于长期没刷干净牙齿等原因，口腔产生细菌造成发炎。第二，咬合创伤。这个成因很复杂，也许是天生咬肌发达，长期让牙齿在咬合时互相撞击，超过其原本能承受的力量，从而导致慢性伤害；又或许是缺牙没有去重建，导致地基不稳，让其他牙齿承受了过多的工作而受伤。还有一个是先天的原因，可能是天生的舌头运动功能异常，以及一些不良的口腔习惯，长期去推挤牙齿，导致等同于慢性拔牙的伤害，这在现代牙医学上被称为"口腭功能异常"。以上三种情况，都可能导致牙齿地基不稳，必须将这三个问题彻底解决了，才能把牙周病治好。

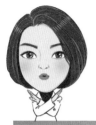

牙周病真的
没有办法根治吗？

扫二维码观看免费
视频《谁告诉你牙
肿就是上火了》

这是错误的观念，应该是说牙周病很容易复发。以往医生都会用龈下牙结石刮除以及翻瓣手术进行牙周病的治疗，医生会很用心地帮你把牙结石刮干净，但刮完之后牙根就裸露在外面，三角缝很大，不容易刷干净。于是医生就会教你用特别多的工具和步骤来刷牙，比如用牙间刷刷牙齿邻接面，用单束毛牙刷刷侧面，还要用冲牙机、漱口水、牙周病牙膏等。即便如此也无法保证你能把牙齿刷干净。因为这些方法虽然医生都会教，但是如果患者手不灵活或者是刷牙时根本没有用眼睛看——就是觉得自己有刷到，另外如果刷牙的时间不够，那牙齿怎么可能被刷得干净呢？结果就是细菌很容易累积在牙齿上，牙周病就反复发作了。说实在的，牙齿本来长得密密的、牙床（牙槽骨和牙龈组织）很健康的时候非常容易刷干净，而且这时候牙周是健康的，有非常好的抵御能力，比较不容易被感染。

牙周病到底有没有办法根治呢？答案是肯定的。牙周病的治疗方法因人而异，再严重的患者，只要在还能处理的黄金时间内，找到观念及治疗技术正确的牙医，都能够治愈。治疗方法有许多种，以手术来说，传统有翻瓣开刀手术，我十多年来则使用较新的激光手术，以不开刀的方式治疗，可以在短期内重复处理。另一种为咬合重建，缺牙的地方一定要重建，植牙是最理想的方法，而如果用假牙搭桥的方式地基数还是会不足，容易发生咬合创伤，导致牙周病复发。记得一定要做牙冠或者贴片，重新建立两颗牙齿的接触点。再有就是去除口腭功能的干扰，可佩戴挡舌器。需要说明的是，各种方式的搭配必须请专业医生做治疗设计。

因为传统的做法一定是接触点靠近牙齿的切端（tooth edge），牙肉是长不出来的，特殊做法才能往下降。医生要和技师沟通得非常清楚，依靠技工的巧妙制作方式，这个问题才会迎刃而解（根据1992年丹尼斯·佩里·塔诺发表的一个很重要的定律"五毫米定律"）。

做完传统牙周病治疗之后，很多患者都会说，牙齿与牙齿之间的三角缝变得相当大，因为牙周病变组织被刮干净了，本来水肿的牙龈恢复了健康，所以它下降了，三角缝就露出来了。这时候只要我们做全瓷牙冠或者在对的位置贴片然后排好，那么牙齿的原貌就会再现了！而且牙周病还跟身体的很多慢性疾病有非常大的关系，大家不可不知，记得看视频！

扫二维码观看详细文章《惊！龅牙、牙周病竟是舌头惹的祸！》

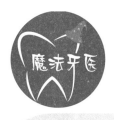 真 实 案 例

牙周病治疗

Before

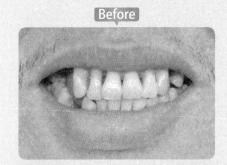

After

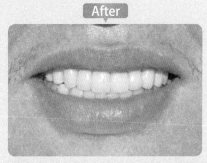

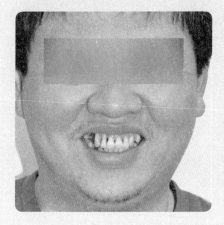

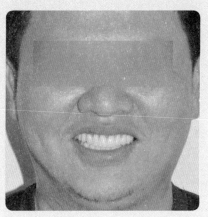

　　我还不到 40 岁，但已经有了严重的牙周病，后牙缺牙，前牙晃动，三角缝也很大。我本来已经绝望了，打算装活动假牙，后来经过朋友介绍，找到潘医生做牙周病激光处理、植牙以及全瓷牙冠，终于恢复了自信的笑容，我真的很开心！

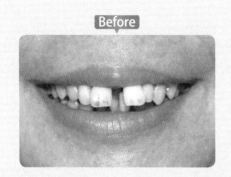

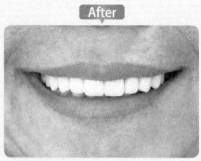

　　我有严重的牙周病，牙齿已经往外凸，后面的牙齿也开始摇摇欲坠。我找潘医生做植牙重建，她很快速地帮我把前面弄得很漂亮，真的很开心！

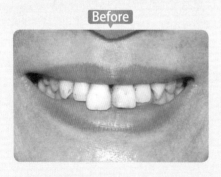

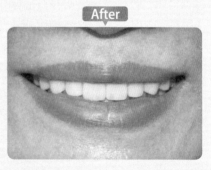

　　因为严重的牙周病，我的牙齿长长了，还往下掉，三角缝也变得特别大，而且牙齿还会晃动。但是我真的不想拔牙，所以找到潘医生，她在没有拔掉我前面任何一颗牙齿的情况下，快速地帮我把牙齿变整齐、变漂亮，我真的很开心！

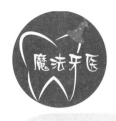 真实案例

三角缝

Before
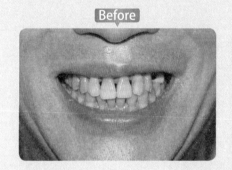

After
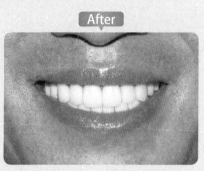

　　我是四环素牙，而且因为牙周病，三角缝变得特别大，我一直想要改善这些情况，但是很多医生都说没有办法。好不容易找到潘医生，她很快速地帮我把三角缝关闭好，牙齿也变得亮白，我真的很开心！

Before
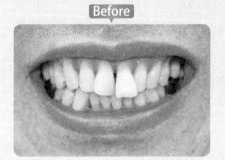

After
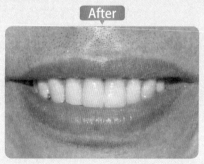

　　我有严重的牙周病，牙齿都往下掉了，三角缝也很大。我本来真的已经放弃了，因为所有医生都说我的牙周病只要洗洗牙就好了，等到牙齿掉了再说。想不到通过朋友介绍找到潘医生，她竟然没有拔除我的任何一颗牙齿，很快速地帮我把前牙重建好，后牙也做了植牙重建，现在牙齿的健康和美观我都得到了，真的很开心！而且我上腭门牙只做了两颗，你看得出来吗？

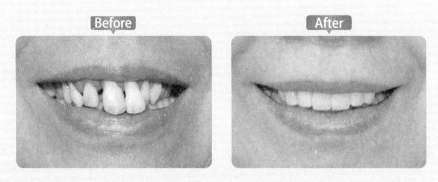

我有严重的牙周病，牙齿都已经歪斜，还有三角缝。我很不想拔牙，潘医生用了非常快速的方法，帮我把牙齿弄正，让我重拾自信，我真的很开心！

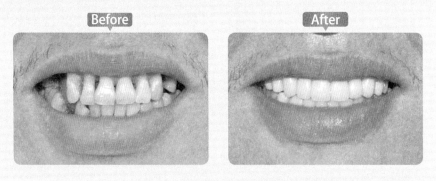

我有严重的牙周病，很多医院都说要拔掉十几颗牙齿。后来潘医生只拔了我两三颗牙，就帮我植牙，并且她给我的其他牙齿做了全瓷牙冠，让我的牙齿恢复了咬合和美观，我真的很开心！

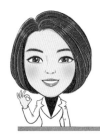

牙周病也是
遗传的吗?

其实身体的任何疾病大都和遗传脱不了干系。就牙周病而言，一般以前教科书里讲到就是介白素 1（IL-1／interleukin-1）和介白素6（IL-6／interleukin-6），这两个因子会让我们更容易得牙周病。

很多患者都是因为不知道怎么把牙齿刷干净——他认为刷干净了，但其实根本就只是有刷却没有刷到，所以才会发生牙周病。当牙周病发生之后，应该将焦点放在怎么治疗牙周病不让它再复发上面，这才是正确的。只要你做完牙周治疗，加上正确保养，牙周病其实就不会复发了。所以牙周病当然和遗传有关系，但是它不会因为有了遗传的因子，就变成绝症而医不好。

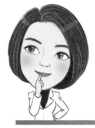

做了牙周激光治疗
就不会有牙周病吗?

牙周激光治疗是治疗牙周病的一个手段,但是不是治疗完之后,牙周病就不会再复发了呢? 只要你没刷干净牙齿,尤其是那些牙根外露或三角缝大的牙齿没有被刷干净,牙周病就很容易复发。但刷干净牙齿,是一件极度困难的事。所以最好的方法是,缺牙重建,调整咬合创伤,然后把每一颗牙齿的接触位置重新建立在一个对的位置上,让牙肉有机会长出来。这样的话,你才能很简单、轻松地把牙齿刷干净,牙周病就不容易再复发了。重点就是完成牙齿全口重建,你才容易长久地拥有一口健康、美丽的牙齿。

扫二维码观看免费
视频《蛀牙、牙周病
竟会要你命》

我现在的做法是用水激光做牙周囊袋的清创,它有灭菌和刺激骨头再生这两个特殊的功效。有牙周病的牙床在发炎,激光的能量在做灭菌的同时会产生爆破,让牙床周围的牙龈出血。它的原理就是发出能量,然后让细菌和发炎组织一起汽化掉,当时会有流血现象,因为这个水激光会喷水将脏血一起带出来。

发炎其实就是一个毛细血管增生的现象,毛细血管增生就不容易回流,爆破之后毛细血管的瘀血就流出来了,只要流掉脏血、去除细菌,在人体自身免疫系统的保护下,伤口就会开始愈合。所以我用激光治疗牙周病的效果很好,而且可以在很短的时间内给患者做第二次、第三次治疗。

与传统开刀的方式相比,激光治疗让牙龈退缩的量少,而且消炎的速度会比开刀快很多。采用传统开刀的方式,牙肉愈合通常需要28天,就像你的皮肤愈合大概要28天一样。但是用激光的话，大概5~7天牙肉就能正常愈合了。如果我们操作得当，激光的确有促进组织愈合的特殊能力。当然，患者也要按照医嘱把护理牙齿的事项一一做到。

另外，治疗牙周病大家要记得去除咬合创伤！牙齿就像房子的地基，咬合力就像房子的重量，牙齿变少，就如同地基变少，可是房子的重量没有减轻，就可能会加速房子倒塌或是加速地基的崩坏，也就是会让牙齿产生牙周病且陆续掉牙。去除咬合创伤可以减少牙周组织损伤，让牙齿更稳固。

接下来就要做牙齿重建，重建之后才能恢复牙齿以前的原貌。这时候可以做全瓷牙冠，把牙龈与牙龈中间的三角缝消除掉，能够提升牙周组织免疫力。

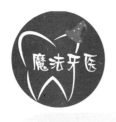 真 实 案 例

严重牙周病的全口美齿重建

Before

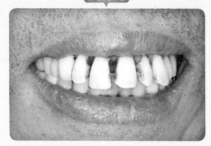

After

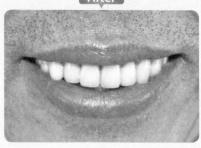

我有严重的牙周病，牙齿已经全部往外凸，而且还变长，我无法用前牙咬东西了。想不到我女儿潘医生可以这么快速地在不拔牙的情况下，帮我用激光治疗牙周病，还装上了全瓷牙冠，至今这些牙齿我已经使用了十几年。治疗后我的牙齿完全不摇晃，刷牙也不流血了，她实在是太厉害了！

Before

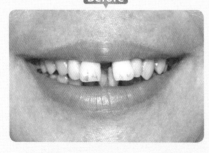

After

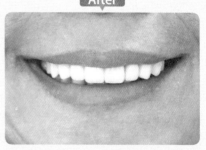

我的牙齿已经往外飙、往下掉，而且晃动得很厉害了，潘医生竟然可以在不拔牙的情况下，帮我快速地把牙齿做漂亮，我真的太开心了！她太棒了！

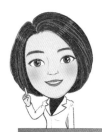

刷牙会流血
怎么办?

扫二维码观看免费
视频《刷牙流血竟
是这原因》

有些人有很明显的牙结石。某些位置由于长期没有被牙刷刷到,就会堆积牙结石。当有牙结石的时候,细菌大多就会累积在这个地方,而这些位置往往都贴近牙龈组织,就会导致牙龈慢性发炎,当刷牙刷到这里的时候,很容易出现流血现象。发现刷牙流血的时候,你应该马上找牙医确诊,有问题应先治疗,并改变自己的刷牙习惯,尽量刷到你的牙龈组织,3~5天牙龈就不容易出血了。具体要怎么解决这个问题,大家要详细看视频才会清楚。

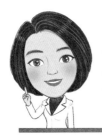

牙周病患者
可以补充什么食物？

牙齿健康最重要的是它的本质没有生病，也就是牙齿及周围的组织（如牙龈及牙槽骨）没有生病，如果本质没有生病，你要维持它的健康就要做好保养，这是第一种最理想的情况。第二种情况是，如果你的牙齿已经生病，有蛀牙、牙周病、缺牙等问题了，你的牙齿就需要治疗和重建。治疗就是把蛀牙、牙周病，用好材料及仪器治疗好。重建，简单来说，就是没有牙齿的地方，要让它有牙齿，然后重新建立良好的咬合。日后这个牙齿在你口中能留多久、是否健康，医生的治疗与重建其实也只占这件事情的50分而已，另外的50分就是你的保养工作，比如你有没有好好刷牙、仔细按摩牙龈，有没有把牙齿清洁得很好。

我的很多患者是大老板、名人，平时很忙碌，他们常常问我，有什么快捷方式，花钱做个治疗，让牙齿以后都不会坏？我说哪有这么好的事，没有花钱买得到的健康，健康一定是你在适当的时间去发现它的问题，及时做治疗，然后好好保养。如果你没有做保养，再多的金钱，也换不来健康。

让我们回到之前的问题上。其实并不会吃了什么食物就没有蛀牙和牙周病，当然也有一些食物对预防蛀牙和牙周病有一定的帮助，比如木糖醇、茶叶和紫菜里面含有的氟等。木糖醇虽然不会让牙齿变强壮，但不会被细菌利用产生酸而让牙齿脱钙。茶叶中的儿茶素和氟都有助于牙齿钙化，另外儿茶素还有抑菌的效果。但是，均衡饮食才是最重要的。一般来说，我们只要均衡摄取五谷杂粮、蔬菜和肉类，并且细嚼慢咽，就会对牙齿有益，而且对脑部也有正向的帮助，当然也要保持良好的洁牙习惯!

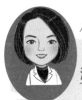

潘医生温馨提醒

注意！补充营养新观念

患者在治疗牙周病之后，可以补充辅酶Q10、维生素B和维生素C，并摄取有助于钙质生成的食物，比如深绿色蔬菜、黑芝麻等。但是我要提醒你一个新观念：吃这些食物时，你要先确认自己是不是会对这些食物过敏。你可以通过功能医学的检测，了解自己的过敏原。有些患者口中常会有一些组织自发性肿胀或化脓，短暂恢复后又反复发生。他们很疑惑，自己在治疗和刷牙方面都很配合，为什么会有这些情况发生？研究发现，原来是食物过敏原的问题，它们会让身体的某些组织器官发炎，某些患者正好表现为口腔组织中的牙龈肿胀。有一些食物，别人吃起来是补品，对你而言却是毒药。所以你在补充各种营养之前，一定要先确认自己是否对某些食物过敏，这样才能安全、可靠地补充营养。

心安理得

在法庭上。法官问："被告，你是让这位医生给你镶的牙齿吗？"

"是的。"

"为什么你付给医生的钱是假钞？"

"因为他给我镶的牙是假牙。"

PART

7

植牙患者的
牙齿护理

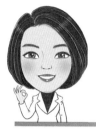

植牙真的
可以用一辈子吗？

以我自己为例，我已经帮我的爸爸妈妈，公公婆婆植了很多颗牙了，他们的第一颗植牙到现在已经14年，一直保持得很好。这些年他们的真牙变化能看出来，可能开始有磨损、蛀牙和崩塌，但是植牙的位置、周围的组织和牙冠都是完整、良好的。

扫二维码观看免费视频《五分钟搞定美齿竟然不是梦》

那么植牙能用多久呢？有人说植牙只能用5年。其实这个问题是由网络上一些文章所引起的，后来有很多植牙学会的理事长询问这位医生的数据源，都得不到正面回应。因为这个结论和牙医实际临床经验以及学习认知完全不同，至少以我个人的临床经验而言，植牙成功率达99.9%，不会用几年就有问题。因为植牙种在骨头里面的材质，其生物兼容性能够在人体里面待一辈子。再有，如果我们选择的是全瓷牙冠，强度够，没有崩裂的疑虑，上下牙齿又刚好是与植牙相同材质的牙冠，它承受的抗压强度等都是相似的话，也是应该可以用一辈子才对。只要种牙的位置是良好的，你把牙齿刷干净保养好，随时找牙医调整好咬合，基本上它就能够被用到老。除非患者的身体突然产生了很大的变化或是遇到人生的重大挫折，导致免疫力下降，或者洁牙习惯不够良好，植牙的位置总是没有被彻底刷干净，从而产生植体周围组织感染而掉落。

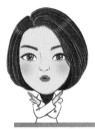

有人说植牙用5年
就会出现问题，是真的吗？

如上文提到的，植牙正确再加上好的护理，理论
上是可以用一辈子的!

我曾经有一个患者，植体植进去快4年了，情况
一直都良好，但是他妈妈过世之后他就觉得整个身
体都不对劲，然后植体就突然掉落了，而且当时并
没有什么疼痛感。这种情况很明显就是自体免疫细
胞去攻击包住植体的那些骨头，然后产生大量破骨
细胞，之后肉芽组织长出来了，植体就掉落了。

扫二维码观看免费
视频《植牙究竟是
好还是坏？》

这期间可能没有经过急性发炎，而是慢性发
炎，然后植体就掉落了。原因大都能猜测得到，因为妈妈突然过世，他非
常悲伤，整个身体状况急剧下降，包括这个植体，很多问题都爆发出来，
只是这种情况是无法去做预防和避免的。当有患者问我植牙会不会失败
时，我就会告诉他这个例子。但是在正常情况下，你有一个正常的身体，
过着正常的生活，植牙还是能够被使用到老的。所以说"植牙真的只能用
5年吗？"我觉得这种说法是不对的。

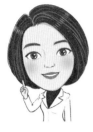

植牙咬起食物来和真牙一样吗？真牙和植牙有什么不同呢？

有的患者会问我："植牙可以咬硬的食物吗？"其实食物的硬与不硬不是导致牙齿崩裂或者损毁的主要原因，通常是牙齿的咬合力，就是我们强大的肌肉把上下腭夹起来的这个力量才是根源。换言之，当你没有吃任何食物的时候，你只要不小心在讲话的时候上下牙齿互相用力撞击，让牙齿受到自己咬合的冲击，牙齿一样会裂会崩。哪怕你可能吃的只是一颗棉花糖，在不正确的瞬间撞击之下也可能让牙齿崩裂。

所以假牙和真牙咬起食物来其实没有太大的差异，有些患者会觉得刚开始假牙咬起来有磕磕的声音，尤其是缺牙很久的患者会有这样的反应。这是因为他的后牙一直都没有牙齿，他的肌肉关节不懂得控制在哪个位置上停止，直接咬下去后，植牙就不小心撞到对咬牙了，所以就会发出撞击的声音。但是如果你的肌肉关节适应了植牙咬起来的相对位置之后，就不会出现这种状况了。

除此之外，大部分患者都说植牙吃东西很顺畅，和真牙一样。不过真牙的构造因为有一层牙周韧带，咬下去会有一点点感觉，而植牙直接植在牙槽骨里面，咬合时植体直接撞到骨头上，患者会觉得植牙的质感比较硬一点，可能咬下去的感觉就不明显。植牙不会蛀牙，也不会敏感，但是真牙遇到冰的、热的物质有时候会有敏感的情况，这就是植牙和真牙在感觉上的一些差异，但是在二者功能上没有特殊差异。

网络上有传言说用植牙吃东西没味道，这是一种误解。味觉的产生除了舌头上面的味蕾发挥部分作用之外，还要靠触觉。大家可以做一个试验，伸出舌头，把盐或是糖放在上面，这样你能感受到咸或甜吗？当然感觉是不明显的。如果你想感受咸或甜，就必须把舌头和上腭接触起来，做一个压的动作，这样你才会感受到咸或甜的味道。所以，戴活动假牙的患者通常会说"吃东西没味道"，因为上腭口腔黏膜的感受细胞都被活动假牙阻挡住了，所以味觉变差，但我问过很多植牙的患者，他们并没有这样的反应。因而这个传言应该是大家的误解。

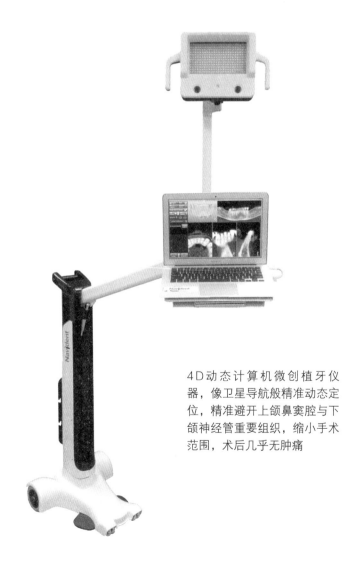

4D动态计算机微创植牙仪器，像卫星导航般精准动态定位，精准避开上颌鼻窦腔与下颌神经管重要组织，缩小手术范围，术后几乎无肿痛

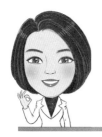

自己的真牙一定
比假牙好用吗?

当然，如果自己的真牙（我们一般叫作自然牙）健康、排列整齐，而且咬合良好，一定会比植牙好用，这是毋庸置疑的。但是当你缺牙的时候，或者是你的真牙已经成为大蛀牙，牙根周围有病变的时候，你若要保留那颗自然牙，就未必是一件对的事情了。

植牙是直接装到牙槽骨里的，真牙周围包裹一层软垫，就是牙周韧带，但仅有0.03mm而已，其实很薄。请大家看下面的构造图。

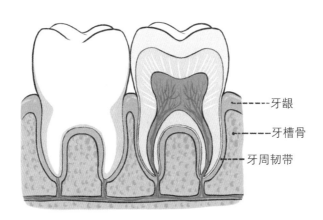

牙龈
牙槽骨
牙周韧带

牙周韧带

上文提到过，牙齿其实比骨头还要硬，当你咬合的时候，这么硬的牙釉质撞到牙槽骨，就会导致牙槽骨受伤。而这层软垫恰恰可以分散掉我们的咬合力，比较不容易产生直接让牙根断裂或者是骨头断裂的情况。

很多患者的假牙有掉落或者是崩裂的时候，他们会问我："潘医生，我只是吃一块饼干，为什么牙齿那么容易裂掉？"那一定是患者的咬合有某几个点碰得比较多，这也是咬合创伤的一种，只是它是短期咬合创伤，反应是在假牙上面，然后导致假牙有松脱或崩落的情况。其实这是好事，因为可以保护真牙，只要我们把假牙粘回去，重做假牙，把咬合调得更平均就可以了。但是调整咬合并不容易，因为有的患者在装假牙的时候打了麻药，又或者他那一天非常累，然后他小心翼翼地去咬合，并不是他吃东西时很自然的咬合状态，所以往往当时测的咬合是不够准确的。在牙科治疗回诊时测试咬合是一件非常重要的事情，尤其是当你做全口重建或做多颗牙齿的时候。

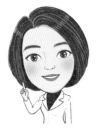

植牙是个大手术，会肿痛吗？
不仅费时间，还很贵，
为什么还要选择植牙？

植牙是在有好的医生技术、好的条件的前提下，重建牙齿非常好的方式。东方人的骨骼轮廓没有西方人突出，常常上腭发育过盛，这种脸形有一点像北京猿人，笑起来会露点牙龈。种前牙需要一定的美感和技术，一旦种歪了，患者的嘴唇会变得很难修饰。以上讲的是技术层面的问题。还有就是患者的先天条件是否良好。当患者先天条件不好的时候，种的位置就只能局限在某一些位置上。这时牙医的评估就很重要。牙医要对患者做清楚的分析：牙齿种进去的位置在哪儿，可能接出来的位置会出现什么样的情况，清洁上会遇到哪些问题。如果患者很注重前牙区的美感，而这个位置又不太适合植牙，只适合做牙桥，医生就会建议他还是做牙桥，因为前牙咬合力不大，在力学上还能容许做牙桥的设计。

做一口漂亮的假牙，其实在过程当中牙齿会敏感，因为牙齿多少都会被修磨一点。来自传统植牙手术的刻板印象，提起植牙，患者就会联想到肿痛。的确，传统的植牙手术必须要翻瓣得很清楚，而且流血量多，手术时间也相当长。但是现在的植牙手术和传统的植牙手术相比有很大的不同，有激光辅助可以做微创，不用开刀，还可以把传统三阶段的植牙缩短成两阶段，不用缝合，患者几乎都说术后不会肿痛，生活上也不会有什么不便，而且植完牙后口中没有很大的暴露伤口，不像拔牙有个拔牙洞，所以在我现在的门诊，植牙反而是比较小的手术。

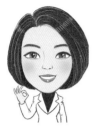

能做牙桥就不要植牙，
因为植牙的寿命不长，
且失败率低，对吗？

植牙的失败率很低，比起补一颗蛀牙会掉或者是抽一颗牙齿的神经会有根尖发炎，或者是你做了一颗假牙会掉落，我觉得植牙的失败率其实更低。对一般的医生来说，植牙是一个手术，相对地也都会比较慎重，如果是有经验的医生，成功率应该更高才对。

如果我们真的有费用上的顾虑，就可以采用搭牙桥的方式。真牙和真牙可以搭桥，因为真牙有牙周韧带，具有缓冲的力量。植牙和植牙也可以搭桥。但真牙和植牙原则上不能搭桥，因为你咬下去的力量，在真牙会沉下去而植牙不动的情况下，不是植牙会坏掉，就是真牙会产生咬合创伤，到时候真牙也会被毁掉，这是一个学理的问题。有些患者植了牙，采用的是真牙和植牙搭桥，这应该是帮他植牙的医生可能不清楚植牙和真牙的构造所造成的，严格来说，这是一个错误的设计。

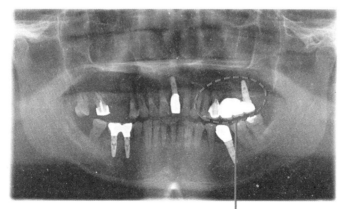

真牙和植牙搭桥，是错误的设计

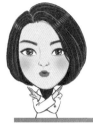

年纪大的人植牙的失败率一定比年轻人高吗?

植牙是否成功，需要综合考虑，这与患者的身体条件有绝对的关系，而非与年纪有绝对的关系。身体的条件包括患者身体的健康程度（比如牙槽骨量的多寡、有没有糖尿病、心脏病等系统性疾病）、激素的平衡度、免疫能力、骨质密度、血液供应伤口修复的好坏程度等。一个30岁的患者，他可能18岁就开始有蛀牙了，整个根尖都是囊肿，在这样的情况下，你觉得他和一个虽然70岁但牙槽骨是健康的老人相比，哪一个植牙条件比较好？还有一个例子，一个患者虽然才40多岁，但是20岁就开始缺牙了，牙槽骨已经严重萎缩，另外一个是70岁的患者，他一年前才缺牙，所以他的牙槽骨很丰满，像这样的植牙条件哪个比较好呢？当然，拥有健康牙槽骨的年纪大的患者做植牙会比较容易，成功率相对比较高。从我接触的实际案例来讲，一般年纪大的患者植牙成功率还是极高的，不会因为他的年纪大而导致植牙失败率变高。

扫二维码观看免费视频《前牙重要还是后牙重要？》

前牙、后牙都重要，但要注意重建方法

　　前牙究竟要不要植牙的重点在于是否能即拔即种。如果前牙缺牙很久，再进行植牙，外观上很难达到美观的诉求。但是如果你能即拔即种，那么你植完牙之后，通常分辨不出哪一颗是真牙哪一颗是植牙。在前牙区即拔即种是保留骨头最多、最漂亮的方法。而后牙区就不适合即拔即种，因为后牙窝洞特别大，而且有三个根，周围的空隙实在太多了。前牙只有一个牙根，适合即拔即种，如果医生的技术良好，富有美感，知道要种在哪个位置上，这样愈合之后牙齿能达到的美感和健康应该是100分。

　　不是说前牙植牙就是最好的。如果你缺牙很久，硬是要去做植牙，首先补骨就要花很长的时间，最后也未必能达到很漂亮的结果。当遇到这种情况的时候，我就会对患者说，前牙通常以美观为主要考虑，当然也要顾及健康。在这个评估下，我就会建议患者选择做牙桥、补肉补骨的一个疗程，对患者而言也能降低风险、增加美感、恢复发音功能。

　　在后牙区，美观相对就不那么重要。在后牙区我认为如果你缺牙，植牙就会是最好的选择。因为只要在后牙区植牙，就等于直接增加桩柱，这在大楼的巩固力学上面绝对是加分的。在功能面，只要你种的位置适当，不塞食物，上下对咬得很好，基本上后牙的植牙就非常成功而且有意义了。

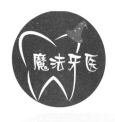

真 实 案 例

前牙植牙

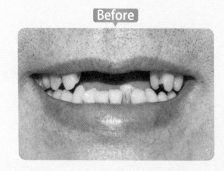

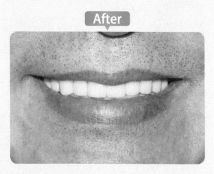

　　我的前牙因为牙周病很早就被拔掉了。我不想戴活动假牙，所以寻找厉害的医生，终于找到潘医生。她帮我种植前牙，而且还把牙齿做得那么自然、好看，让我在演讲的时候不再尴尬，她真是太棒了！

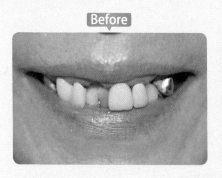

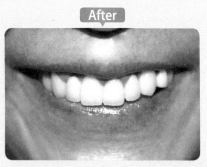

　　我的后牙都没有了，而且咬合变得很深，不笑的时候，嘴角有很多皱纹。潘医生竟然用特殊的植体帮我把后牙很快速地植好，而且还帮我把咬合垫高，让我看起来更年轻、笑起来更自信。

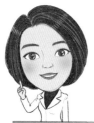

活动假牙、做牙桥和植牙哪个比较好?

扫二维码观看详细文章《弹夹式假牙VS植牙——力学比一比》

牙齿具有特殊性，它不能独立工作，要28颗在一起才是完美的组合。就像一个合唱团，必须每一个人都到位，合唱才能完美。但是很多人在年轻的时候，由于牙周病、蛀牙或者其他原因，牙齿就被拔掉了，就好像盖大楼本来需要28支桩柱，但因为你缺牙了桩柱就变少了。可能刚开始你选择补充缺失牙的方式是做牙桥。做牙桥就是当你缺了一颗牙齿，缺失牙两侧的两颗牙齿必须要把它磨小，做成三颗的假牙桥的方式。如果你缺两颗牙齿，正常来说，就要前后再磨三颗牙齿，加上你本来缺的两颗牙齿，就变成五颗的假牙桥方式。因为缺牙区必须要小于受力区，所以缺一颗牙齿补三颗牙齿，缺两颗牙齿补五颗牙齿，以此类推，当然磨的牙齿就会越来越多。

如果你牙齿的数量越来越少，那么就算你搭桥，它的支撑力也是不够的，因为你口腔这栋大楼的重量是不会减轻的。你可能抽了1支桩还有27支，抽了2支桩还有26支，抽了3支桩还有25支，在没有严重地震，也没有台风的时候，大楼勉强不倒。或许你会因为牙齿少了，在饮食方面就变成吃相对软一点的食物来满足日常需求，就好像大楼的桩柱少了，搬走一点里面的家具，大楼勉强还可以支撑。但是当你的桩柱越来越少的时候，也就是你的牙齿数量少于你能够支撑咬合力重量的时候，就会产生咬合创伤。

很多患者会认为活动假牙也不错，不用磨小真牙。你觉得磨小真牙是一种伤害，好像把牙齿扒掉一层皮。但是如果是活动假牙，你每天拿上拿下，就如同慢性拔牙，其实它的伤害远远大于你把真牙磨小一些。在这里有个概念，就是你把真牙磨掉了一层皮后，的确它会变敏感，甚至会痛，但是你把它套起来就等于你去植皮。一般植皮很丑，但是牙齿刚刚好相反，如果假牙是找高水平的医生处理，通常会比你原来的真牙漂亮，而且有时候比真牙更耐用。

活动假牙可能外观看起来很好，但对其他真牙很残忍。活动假牙挂在余下的真牙上面，让其他的真牙来负担缺牙区的工作，除了你吃东西咀嚼真牙区受到力量以外，你每天将它拿上拿下当然也会给所剩的真牙区造成很大的负担。就好像每天让你工作很久，不让你睡觉，你觉得这样你会很健康吗？会不会猝死呢？同理，就很容易造成真牙区的过劳现象，到最后真牙也有可能因为过劳而产生咬合创伤导致牙周病，继而余下的真牙会被陆陆续续拔除。

传统重建牙齿的做法（做牙桥、活动假牙）会导致患者随着年龄的增长，缺牙数越来越多。大家通常认为人老了就会掉牙，其实人老了跟掉牙没有直接的关系，关键是传统重建牙齿的方式导致真牙逐渐过劳，因为各种原因被拔掉，这才是症结所在。

比较人们在缺牙后的修复方式，当然最糟的就是戴活动假牙，第二就是破坏你的真牙去做牙桥。目前只有植牙是唯一一种不需要破坏真牙，不需要把它磨小，不需要挂着假牙每天拿上拿下的方式。当然植牙是比较理想的修复缺失牙的方式，牙医会直接把植体植入你已经缺牙的那个位置。打个比方来说，你口腔这座大楼，原本有28支桩，但是缺牙的时候可能就变成26支桩了，如果你采用植牙的方式重建，就相当于重新装上2支新的桩，它就又恢复到以前的荣景了。植体种进去是健康的，全瓷冠又相当于给它穿上一件很漂亮的衣服，只要医生种的位置好，基本上植体就能够用到老。

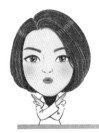

植牙的植体会不会很容易掉下来？

如果医生植的位置很好，也教患者刷牙刷得很干净，咬合各方面调得很好，植牙是好的治疗方式，甚至是完美的缺牙的补救方式。如果你的真牙遗传情况不是很好，乱七八糟，你可以靠箍牙矫正，就能够变成很完美、很漂亮的咬合。但是植牙种歪了（植的位置、角度不好），原则上它是拔不出来的。除非它已经失败了，才会自己掉落，或是已经松动了，那就很轻松，一秒钟就拔出来了。但是如果它是成功的，种歪后就很尴尬了。

植牙必须要植在骨头里面，因为必须前后四周都有至少1.5mm的骨头包住植体，有足够的血液供应，这个植体才能够长久成功。如果骨头太薄了，植到边缘，那很有可能因为血液供应不足，而让组织有一部分坏死、消失，植体的稳定度可能就因此而变差，从而失败。如果只有0.5mm的骨头，很可能骨头会下降会坏死，因为血管太少了，血液供应不足，血流过不去。比较有经验的医生就会种深一点，角度转出来会漂亮一点，就可以解决这个问题。

其实医疗是很实在的，一分钱一分货，不太会价廉物美，你选的材料好，选的各方面的东西好，那成功率相对就高。什么叫各方面？就是这家医院的设备、消毒流程、所用的印模的材料、假牙和植体的材料，还有最重要的是医生的技术。但是如果你刚好可能因为费用的考虑，找了价格比较低的诊所，那植体的成功率就不好保证了。

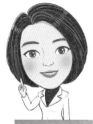

做植牙时补骨粉让骨头
长出来的时间大概需要多久?

当你要植牙的时候你才需要去补骨。通常拔完牙后会有一个拔牙窝洞,它会自己长骨,你不需要补任何东西,除非里面有了息肉、脏东西和囊肿,而且已经占据了一些空间,拔完牙之后就要先把这些东西清干净。补骨的原因是不要让肉和任何软组织再往这个空间里长,这里需要的是硬组织,所以得把空间巩固住,然后让血液流过来。把骨粉放进去后,细胞会把这些外来的骨粉吃掉,变成骨头。息肉三天就会长进来,骨头则需要长三个月至半年植体才能受力。所以一定要建立一个空间让它生长,而人工骨粉要完全被骨细胞取代则要数年之久。

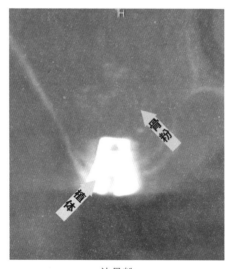

补骨粉

骨粉不是密密麻麻得像面粉一样的东西，而是像大石头加碎石头。石头补满空间，中间有很多空隙，目的是要让血管、血液进来，让造骨细胞进来，让原始细胞变成造骨细胞进来，让巨噬细胞先把一些石头吃掉，慢慢地变成真正的骨头。

这种材料三四年之后人们都会看到它的颗粒，补骨最终也要通过我们身体的巨噬细胞，一些吃外来物的免疫细胞把骨粉慢慢地吃掉，然后产生空间，让身体里面原始的造骨细胞堆积骨头。这个过程其实是漫长的，并不是想象中那么快。

当你有一个拔牙窝洞，长骨三个月至半年就长好了。但是如果你这个窝洞要先补骨，然后真正长好骨，说实在的，现在有读文献的牙医都知道，起码要耗费好几年。难道好几年之后才能植牙吗？倒是不必，虽然骨头要完全长满、长好要花费好几年时间，但是旁边已经有一些自己的骨头和一些还没有完全被骨头取代的骨粉的残骸，还是可以抓得到植体的，然后继续让剩下的骨粉转变成骨头。

补完骨头后多久种植牙呢？一般来说，比较好的时机是等上八个月至一年，因为骨粉完全转化成骨头需要较长的时间，这样会比较安全。少于这个时间成功率就会降低。

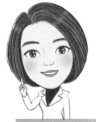

水激光植牙手术和一般植牙手术的区别是什么？

扫二维码观看免费视频《真的！看牙、手术竟然不会痛》

使用水激光做植牙手术，伤口会很小，只要在植牙的区域划一个半圆小孔，就可以将植体植入了。再加上3D计算机断层扫描设备可以照出牙槽骨的高度、宽度和深度等，就能知道植体植入进去的位置是否足够，会不会产生穿孔问题。

对于糖尿病患者而言，因为伤口不容易愈合，手术失败风险比其他患者高。但是水激光具有以下几项特殊的功能，能够大大提升手术的成功率：第一，它可以切割；第二，在切割的时候，伤口上面的神经、血管、淋巴管容易被激光关闭起来，所以淋巴液就不容易一直渗出，术后不肿胀，不会压迫到神经，痛感低。并且血管被关起来，流血量就会比较少；第三，水激光具有灭菌的作用，产生术中感染的概率几乎为零；第四，水激光也是一种能量，打到我们要种植体的牙槽骨的周围时，可以促进骨头的整合。

很多外国的患者都会坐飞机来找我做这个手术。假如手术在早上完成，下午患者就可以去逛街、看电影。一般本地的患者进行完手术后还可

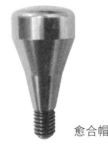

愈合帽

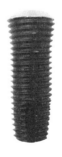

植体

以上班、上课、吃东西，脸并不会肿，患者可以进行日常作息。如果你修正的量不多，没有什么特殊问题，几乎不需要冰敷。但是如果修正的量比较大，那么患者一定要记得，手术过后就马上冰敷（48小时内都可以冰敷），这样基本上就不会太肿。只要手术得当，它也不会产生后遗症，所以很受欢迎，基本大家听完我的解释，不用过多考虑就会进行手术。

有患者问我是否有植牙手术的失败案例，目前因为糖尿病失败的案例倒是没有，有失败情况的比如像大老板，或者是压力比较大的人，大老板就是不太听话、应酬很多、睡眠也不足，免疫力可能突然降低。还有一种失败的情况是患者拔牙的时候，牙医只是把牙齿拔掉，但没有帮患者清理干净，牙槽骨里面产生了很多很大块的囊肿。这个不能去怪牙医没有帮患

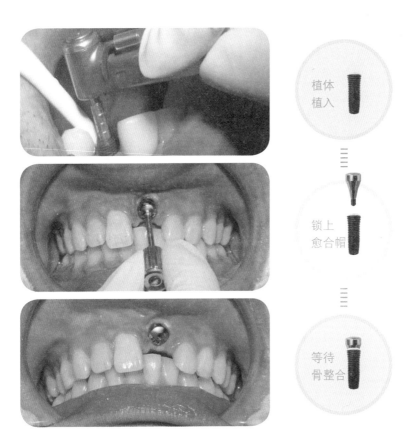

植体
植入

锁上
愈合帽

等待
骨整合

者清理好，可能当时患者对牙医的要求只是"我只要不痛就可以了"，并没有和牙医讨论接下来要植牙这件事，牙医当然也不会增加患者伤口的负担，做完基本的处理就好了。但这样的结果就是可能还会有一些息肉埋在牙槽骨里。当植体植入到一半会发现牙槽骨里面残留的息肉，导致植牙手术失败。还有一种情况是通常植体在种完第二阶段后才会锁上愈合帽，在没有产生完整的骨整合之前，这三四个月内患者不能大力咀嚼，如果这期间患者没有注意咀嚼，一直咬到植体（这也是咬合创伤的一种），就会增加失败率。我遇到的植牙失败案例就是上述这几种情况。

 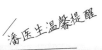

潘医生温馨提醒

水激光拯救怕痛缺牙人

以往的激光只能切割软组织，但是水激光可以同时切割软、硬组织，在植牙时就可以利用水激光取代传统的手术刀。但做这个微创手术，必须借助3D计算机断层扫描设备才能够进行。

这样的设备比一般传统的2D全口X光贵上几倍到数十倍不等，这要看它的品牌和机器的辐射量。如果机器能够把辐射量控制得很低，那么它的费用会比较高。通过水激光和设计良好的新植体，整个植牙的过程可以在五分钟内完成，而且连第二阶段锁上愈合帽的工作都可以完成，还不用缝合，与传统植牙手术相比，患者节省了一次手术的时间。

即拔即种是一个一般牙医认为比较困难的术式，只有通过设计适合患者使用的植体加上牙医良好的技术方能完成。如果有水激光的辅助，牙医就可以很安心地拔除患牙，做完激光清创后立即植牙，这样在前牙区能确保植体放入的角度，提升植牙的美感，达到像真牙一般的效果——只有即拔即种才有这么神奇的效果。

提到传统植牙，很多患者都会抱怨植牙过程很痛，术后伤口很肿。我必须要说，如果是水激光五分钟植牙，基本上你不会有疼痛感，伤口也不会肿。因为水激光有一些很特殊的功能，它会把神经、血管和淋巴管关闭起来，这样不仅不会有疼痛，而且伤口的愈合速度会加快，这是有实验证明的。

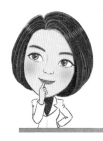

国外的植体
都比较好吗？

很多患者都会觉得国外的品牌会比较好。其实在我的门诊，我用的90%的植体是中国台湾的第一支植体。我常常和患者解释一个道理，就是越晚发展的机械类的产品，通常会剔除过往产品的一些不好的特点、特性。东方人制造出来的，在临床上更适合东方人使用。

中国台湾盛产螺帽，很多国外品牌的植体以前也经常找中国台湾代工，所以中国台湾做植体的技术是非常成熟的。中国台湾的第一支植体的厂房是目前全世界前三大，全亚洲第一大，所用的材料是德国第四级纯钛，它的原料非常好、非常贵，这个植体会有一些使用上的特性，如果医生能够掌握，它是非常好用的。

在临床上，如果患者选择的是我平常习惯用的中国台湾的第一支植体，我可以五分钟完成植牙。如果患者选择的是欧美品牌，我得花十分钟以上，因为欧美植体是早期的设计，手术无法快速完成。

我常常对患者说，不同品牌的植体我都可以使用，你也都可以选择，但国外植体因为有关税的问题费用一定会高一些。不过植体的使用寿命不会因为品牌不同而有太大区别。在临床上可以发现，同一个患者的X光片里面，嘴里国外的或中国台湾的植体是没有什么特殊差异的，甚至中国台湾的植体表现得更好。

东方人的特质是骨头相对比较薄，对于一些比较困难的案例，可能无法使用某些品牌的国外植体，而中国台湾植体的螺纹设计比较密，和骨头接触的表面积比较多，效果会比较好，中国台湾植体也比较适合第一次就补骨、鼻窦增高补骨和植体同时植入的这种情况。

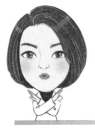

植牙会
有蛀牙吗？

扫二维码观看免费视频《植牙问题大解密》

植牙是由无机物制成的，当然不会有蛀牙，这是毋庸置疑的。但是植牙会产生牙周病，牙医学上称之为植体周围炎（Peri-implantitis）。植体是种在牙槽骨里面的，就是种在牙齿周围的组织上，当植体周围没有清洁干净而发炎，你又没有去做治疗的时候，就容易产生植体周围炎。但是大家不用担心，只要及早发现，牙医用水激光处理后，植体是能继续使用的，不至于掉落。对植体进行减菌，传统激光完成不了，因为传统激光只能碰到软组织，碰不到植体。而水激光是软、硬组织都可以切割的激光，就可以对植体进行减菌。另外植完牙后定期做清洁保养，也不容易发生植体周围炎。超声波洗牙机不适合做植体清洁，但水激光可以做植体清洁。

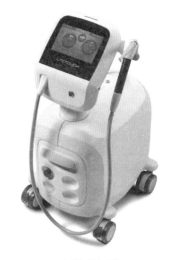

水激光机器

如果你担心植牙后会发生什么问题，那就和其他患者一样，每半年去找牙医检查一下，做咬合调整或者是植牙周围的牙周保养。除了上文提到的水激光之外，建议大家也可以使用冲牙机、牙间刷及牙线等辅助的清洁工具。

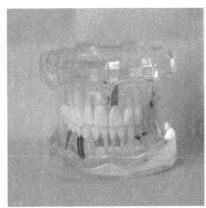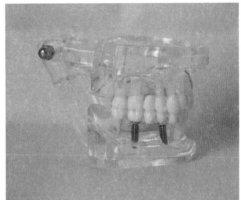

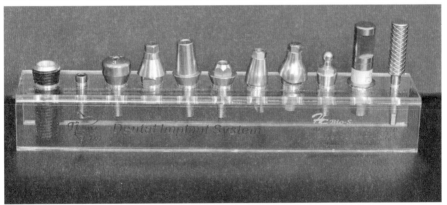

植体的实物（放大尺寸模型）

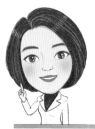

植牙如何
保养或清洁呢？

植牙和真牙一样，也需要你正确刷牙，才能保证植牙的寿命。你可以用牙间刷辅助清洁，也可以用漱口水定期用力含漱。另外我会建议大家使用一个很重要的工具，那就是"冲牙机"。

通常做植牙的患者多数是因为缺牙，而且很多患者是缺牙很久之后才去做植牙的，所以牙周组织（包括骨头和牙龈）的条件都不太好，植牙不可能像刚长出来的牙根、牙冠一样比例完美。常常植牙的牙冠都会很长，还有一些牙周组织已经萎缩了，让你用一般牙刷去清洁是非常困难的，因为那个位置牙刷根本就不太能放进去，所以冲牙机就是一个非常好的辅助工具，它借助水柱的力量去冲植体和牙龈中间的缝，就好像做水疗一样，这样那些牙刷刷不到的边边角角就能被清洁干净了。我们以两个患者来进行比较，一个使用冲牙机，一个没有使用冲牙机，如果他们都不是很会刷牙，那么是否使用冲牙机，其结果就会相差很大；当然如果他们本身都很会刷牙，那么是否使用冲牙机，其结果就相差不大。

有些患者的牙龈发炎肿起来，可能是免疫力下降，细菌聚积在那里。我除了建议患者努力刷干净这个地方以减少细菌量之外，还会让他往冲牙机里面加点漱口水，把肿的位置多冲几次，这样做的话可能患者第二天早上起床的时候这个问题就已经被解决了，并不一定非得去找牙医。当然，自己处理的缺点是看不到口腔内的细节，只能凭感觉，而牙医是直接看得到位置，所以找牙医解决问题效率会比较高。一般来说，牙医不会使用消炎药或特效药帮患者处理伤口，多数是用优碘或者过氧化氢。但是优碘不会立即杀菌，顶多是当下消毒和抑菌。因为牙医帮患者处理伤口旨在把伤口清洁干净之后，利用患者自身的免疫力促使伤口愈合，所以用来冲洗的

药剂都不会有杀菌的功效。除非是植体周围炎，医生才会使用四环霉素
（Tetracycline），用以治疗患者。

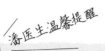

牙周组织发炎用什么清洁产品

当牙龈红肿、发炎的时候，建议大家除了好好刷牙，使用冲牙
机、牙间刷、牙线以外，还可以选用具有消炎作用的牙膏，比如蜂
胶、草本的，尽量不要使用含有化学成分的牙膏，但是市面上打广
告的牙膏其实绝大部分都是含有大量化学成分的，因为这样才能压
低成本。

对于急性发炎，只要大家平时多注意，它会自己慢慢消退，就
可以不找牙医。如果是慢性发炎，牙周组织已经被大量侵害，那就
一定要找牙医治疗，牙周组织才能够继续保持健康，炎症不容易复
发。无论是植体周围的牙周组织发炎，还是真牙周围的牙周组织发
炎都是如此！

哭的代价

父亲带着儿子去看牙医，请他给儿子拔牙。拔完之后，牙医让父亲支付 500 元。

父亲奇怪地问："您不是告诉我，拔掉一颗牙齿只需要支付 100 元吗？"

牙医回答："您说的没错，可是您儿子的哭声已经赶走了我的四位患者……"